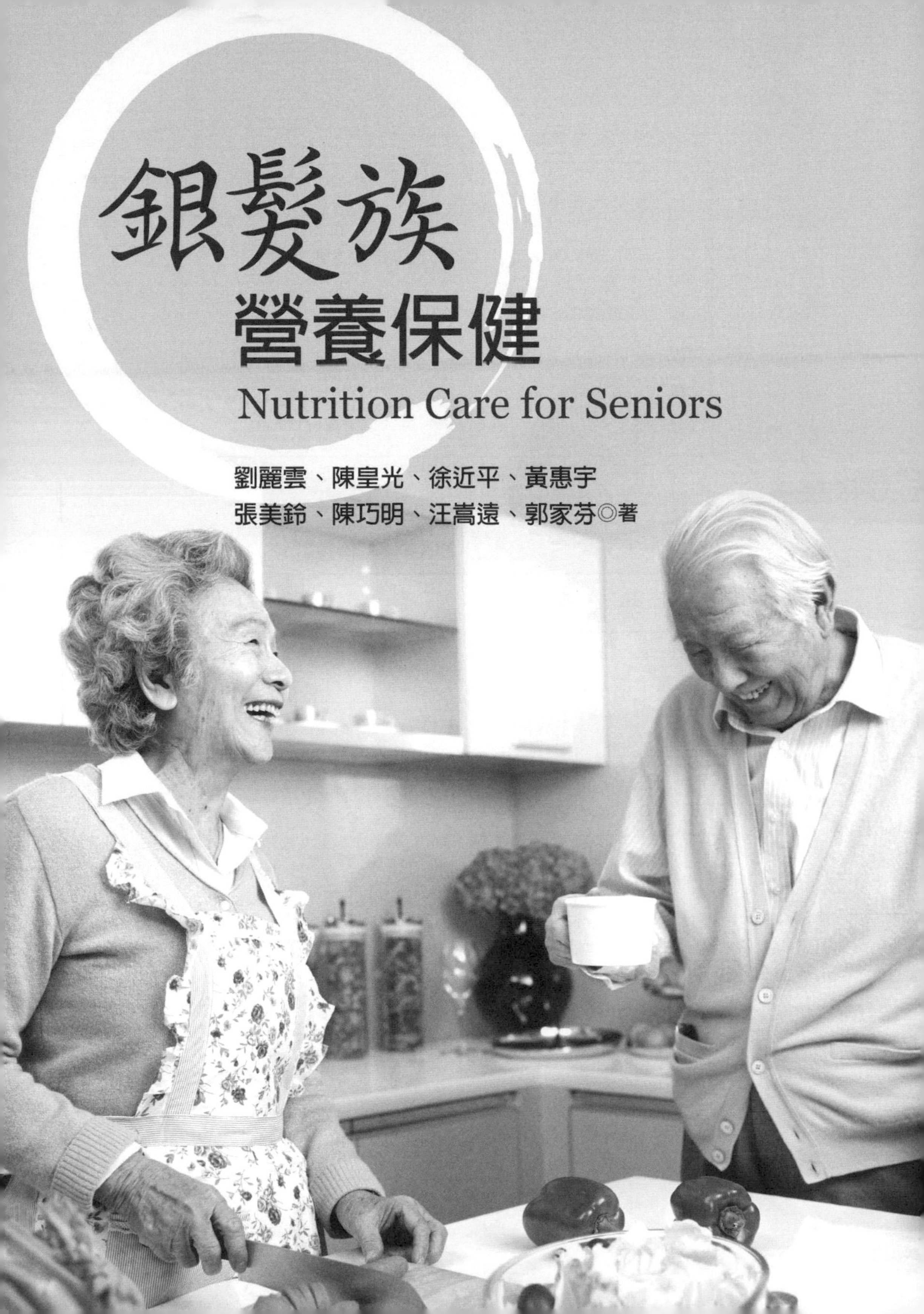
銀髮族
營養保健
Nutrition Care for Seniors
劉麗雲、陳皇光、徐近平、黃惠宇
張美鈴、陳巧明、汪嵩遠、郭家芬◎著

國家圖書館出版品預行編目（CIP）資料

銀髮族營養保健/ 劉麗雲等著. -- 初版. -- 新
北市 : 揚智文化, 2018.12
面； 公分. --(高齡者健康促進叢書)

ISBN 978-986-298-301-0(平裝)

1.健康飲食 2.中老年人保健 3.營養

411.3 107016678

高齡者健康促進叢書

銀髮族營養保健

總 指 導／謝孟雄
總 審 訂／陳振貴
總 策 劃／許義雄
總 校 閱／林國棟
總 主 編／詹益長
主 編／劉麗雲
作 者／劉麗雲、陳皇光、徐近平、黃惠宇、張美鈴、
陳巧明、汪嵩遠、郭家芬
出 版 者／揚智文化事業股份有限公司
發 行 人／葉忠賢
總 編 輯／閻富萍
地 址／新北市深坑區北深路三段 260 號 8 樓
電 話／02-8662-6826
傳 真／02-2664-7633
網 址／http://www.ycrc.com.tw
E-mail ／service@ycrc.com.tw
ISBN ／978-986-298-301-0
初版一刷／2018 年 12 月
定 價／新台幣 350 元

謝董事長推薦序

106年2月底我國戶籍登記人口為23,544,189人；其中老年（65歲以上）人口3,13 9,397人（占13.33%），首次較幼年（0-14歲）人口3,133,699人（占13.31%）為多，15-64歲工作年齡人口為17,271,093人（占73.36%）。 平均每百位工作年齡人口扶養之老年人口數為18.2人（扶老比，較96年增加4.0人），首次超過扶養幼年人口數之18.1人（扶幼比，較96年減少6.2人），我國人口扶養結構已轉變為以扶老為主，扶幼次之。

又根據聯合國定義及國家發展委員會105年推估，我國自82年起邁入高齡化社會（老年人口比率超過7%），107年邁入高齡社會（老年人口比率超過14%），預計115年老年人口將超過20%，進入超高齡社會。我國將成為全世界老化速度最快的國家，如何協助其準備及適應老年期，將是社會教育之重要使命。

國際組織與先進國家為因應高齡社會的來臨，相繼將老年政策列為國家發展的重點策略之一，並陸續投注心力與資源。1971年美國老化研討會強調要重視高齡者的需求；1974年聯合國發表老年問題專家會議報告，建議重視高齡者的差異性，所有國家都應制訂提高高齡者生活品質的國家政策；1986年日本提出「長壽社會對策大綱」，1995年進一步頒布「高齡社會基本法」，更加重視有關老人的相關措施；1996年國際老人會議重提「老人人權宣言」；因應這股高齡化的國際潮流，聯合國遂將1999年訂為「國際老人年」，希冀各國同心協力共同創造一個「不分年齡、人人共享的社會」。

相對於世界各國對高齡社會的關注及高齡者問題的多元因應政策，迄今，我國對高齡者有關政策仍以社會福利、醫療照護居多；教育部民國95年進一步提出「老人教育政策白皮書」，期藉教育的力量，使民眾瞭解社會正面臨快速老化的嚴厲考驗，以及具備正確的態度來看待老化現象，並具備適應高齡化社會的能力。

世界衛生組織在「活躍老化：政策架構」報告書中，將健康（Health）、社會參與（Participation）和安全（Security）視為活躍老化政策架構的三大支柱。如何長期維持活絡的身心機能、樂活養生、過著身心愉悅的老年生活，創造生命的另一個高峰，是高齡者人生重要的課題。總體來看，我國面對高齡社會與高齡者議題已著手因應。

近年來，產、官、學相繼提出老人年金、高齡健保政策，足見社會對老人議題極為重視與關注。作為一位醫界的成員，筆者主張人無法迴避老化現象，但卻可以「活躍老化」；就此，多年來倡議「三養生活」以作為高齡者生活的重心：

1.營養：能關注飲食的適量。
2.保養：能適時的維持運動。
3.修養：能以善心善行自修。

果能如此，當可達到「老有所養」、「老有所學」、「老有所尊」、「老有所樂」的體現，而我傳統文化所追求的「老吾老以及人之老」將可獲得具體實踐。爰此，本系列叢書由本校許義雄榮譽教授的主持下，邀請多位學者專家分別就：醫療照護、養生保健、運動介入、休閒旅遊、社會參與、照顧政策及價值重塑等面向，共同編撰一系列高齡者健康促進叢書，從宏觀的角度，整合多面向的概念，提供高齡者健康促進更前瞻、務實且具體的策略與方案，亦是對「三養生活」最佳的闡釋。

本校民生學院於民國90年成立「老人生活保健研究中心」強調結合學術理論與落實生活實踐，提供科技人文整合之老人生活保健研究、社會教育、產業合作、社區服務等專業發展。於近年內完成多項就業學程之申請（「老人社會工作就業學程」、「銀髮族全人照顧就業學程」）、舉辦「樂齡大學」、每學期辦理校園內老人相關專業講座及活動多達十餘場；包括老人生活、食、衣、住、育、樂、醫療保健、照顧服務、長期照

顧等，讓學生、參與學員及長者，除了獲得老人相關專業知識外，並培養學生對長者關懷與服務之精神。而編撰此系列高齡者健康促進叢書，亦是秉持本校貢獻專業，關懷長者的用心，更是體現落實「教育即生活，生活即教育」的教育理念的體現。在對參與學者利用課餘的投入撰述表達深切的敬意時，謹以為序。

實踐大學董事長

謝孟雄　謹識

陳校長推薦序

隨著醫藥科技與公共衛生的長足進步，以及生活環境的大幅改善，致使全球人口結構逐漸高齡化，高齡人口的比例上升，平均壽命逐年延長。已開發國家中，65歲以上人口比例多數已超過7%以上，甚至達到15%，而且比例仍在持續成長中。從內政部人口結構變遷資料顯示，民國83年我國65歲以上高齡人口總數，占總人口數的7%，已符合聯合國衛生組織所訂之高齡化國家標準；推估時至130年，我國人口結構中，高齡人口比例將達22%；也就是說，不到五個人中就有一人是高齡者，顯示一個以高齡人口為主要結構的高齡社會即將來臨，這是一個必須嚴肅面對的課題。

有鑑於台灣人口高齡化之發展，需要大量的高齡社會專業人力，本校於99學年在謝孟雄董事長及許義雄榮譽教授的大力推動下，成立「高齡健康促進委員會」。結合校外友校資源，共同朝建置高齡健康促進叢書，倡議高齡健康促進服務方案新模式，進行高齡體適能檢測常模及老人健康促進行為，進行培育體育健康促進之種子師資，推廣有效及正確之中高齡長者運動健康促進方案，提升全國樂齡大學及樂齡學習中心，希望透過學術資源促進高齡者的運動健康。同時，本校民生學院設有「老人生活保健研究中心」推廣「老人學學分學程」、老人相關就業學程及產學合作案，並設有「高齡家庭服務事業碩士在職專班」，推廣部設有「老人保健學分班」。本校於97學年度承辦教育部「大學院校開設老人短期學習計畫」，舉辦「優活人生——實踐銀髮元氣體驗營」，旨在以「優活人生」為核心，透過「健康人生」、「美麗人生」、「元氣人生」、「和樂人生」、「精彩人生」等五大主軸課程設計，規劃多元學習模式，如「代間學習」、「住宿學習」、「旅遊學習」、「小組討論」、「專題講座」、「經驗分享」、「體驗學習」、「成果展演」等，協助高齡者成為終身學習、獨立自主、自信尊嚴、健康快樂的活躍老人。該活動也招募大

學生擔任樂齡志工，協助高齡長者認識校園並融入校園，讓學生與高齡者能共聚一堂一起上課，促進世代交流與共教共學之機會。參與該活動之長者，皆給予該活動高度肯定，對於能深入校園一圓當大學生之夢想深表感謝與感動。

為落實對高齡者的健康促進，於彰化縣二水鄉的家政推廣實驗中心進行推廣。四十年來，在實踐大學辦學理念、專業規劃及師資支援下，拓展成唯一一所兼具「老人大學」、「社區大學」、「生活美學」、「媽媽教室」的社會教育重鎮。老人大學的成立，係以貫徹「活到老、學到老、玩到老、樂到老、活得好」的精神，希望藉著各項研習課程，讓中老年人在課程當中交誼，在課程當中擴增視野，在課程當中活健筋骨，在課程當中增進身心的健康，並且在生活當中享受優質、活力的智慧人生。教學深入各社區，除了有助於社區老人研修外，更有利於各地區的文化深耕運動。

我國在面對高齡社會與高齡者議題已然積極著手因應，為求整合性作為，是以在本校許義雄榮譽教授的主持下，邀請多位學者專家分別就醫療照護、養生保健、運動介入、休閒旅遊、社會參與、照顧政策及價值重塑等面向，共同編撰一系列高齡者健康促進叢書，從宏觀的角度，整合多面向的概念，提供高齡者健康促進更前瞻、務實且具體的策略與方案。在對所有參與學者表達敬意時，謹以為序。

實踐大學校長
陳振貴 謹識

總策劃序

高齡者的問題，不只是國際問題，更是社會問題。一是家庭形態改變，核心小家庭，經濟負擔加劇，高齡者的生活照顧頓成沉重負擔；二是價值觀丕變，現實功利主義盛行，從敬老尊賢，到「老而不死是為賊」的隱喻，徒使高齡社會面臨窘境；三是生命的有限性，生、老、病、死，終究是人生宿命，健康走完生命旅程，成為人類共同面臨的重要挑戰。

因此，自聯合國始，至各國政府，莫不竭盡所能，研擬適當因應策略，期使舉世高齡者，能在告老返鄉之餘，安享天年，無憾人生。其中，從高齡者的食、衣、住、行到育、樂措施，從醫療、照護到運動、休閒，無一不是以高齡者之健康促進為考量。

具體而言，從1978年世界衛生組織（WHO）發表「人人健康」宣言，力主「健康是權利」以來，各國莫不採取相應對策，保障人民健康權利。特別是1982年，「聯合國維也納世界老人大會」在通過「維也納老人問題國際行動方案」之後，陸續推出「健康城市計畫」（1988），「聯合國老人綱領及老人之權利與責任」（1991）、「聯合國老人原則」（1992）、「健康促進策略」（1998）、「老人日的訂定」（1999）、「馬德里老化國際行動方案」（2002）、「飲食、身體活動與健康全球戰略」（2004），及「飲食、身體活動與健康全球戰略：『國家監控和評價實施情況的框架』」（2009）、「關於身體活動有益健康的全球建議」（2010）、「為健康的未來做改革」（2012）等。可以說，聯合國作為火車頭，帶領著各國建立：(1)健康的公共政策；(2)創造支持健康的環境；(3)強化健康社區運動；(4)發展個人健康技能；(5)調整衛生保健服務取向等政策；讓老人能有獨立、參與、照護、自我實現與有尊嚴的晚年。因此，各國或立法，或研訂行動方案，落實全球老人健康之維護。如「日本老人保健法」推動「老人保健事業」（1982），訂定「健康日本21」（2000）；韓國「敬老堂」政策之推進（1991）；美國「健康國民2000」（1994）；

中國「全民健身計畫—國民健康整建計畫：健康人民2000」（1994）；德國「老人摔倒預防計畫」及「獨居老人監控系統」（2012）等等；其中，尤以芬蘭的「臨終前兩週才臥床」的策略，最為世人所稱道。

近年來，台灣積極推動「老人健康促進計畫」（2009-2012），公布邁向高齡社會「老人教育政策白皮書」，提倡預防養生醫學、推動「樂齡大學」、舉辦「社區老人大學」、實施「老人體能檢測計畫」等，充分顯示政府對老人健康促進之重視。

實踐大學作為配合政府政策，培育人才之機關，旋即於2002年成立「老人生活保健研究中心」，同年並率風氣之先，開設二年制「老人生活保健研究所學分班」，2010年成立「高齡者健康促進委員會」，整合校內外資源，研擬高齡者運動健康促進系列叢書之編撰、高齡者體能檢測工具之研發、高齡者運動保健師證照之規劃、高齡者簡易運動器材之製作、高齡者健康促進推廣與輔導等，以理論與實際交融，學科與術科並濟，彙整志同道合之先進賢達，眾志成城，共同為社會略盡棉薄，冀期有助於促進國內高齡者之健康，成功老化，樂活善終。

本叢書以高齡者日常生活之議題為基礎，配合食、衣、住、行、育、樂之實際需要，如高齡者食品與營養、服飾設計、空間規劃、觀光旅遊、運動處方、身心靈活動設計等，約近十數冊，分門別類，內容力求簡明扼要，實用易行，形式臻於圖文並茂，應可契合產官學界選用。尤其，撰述者皆服務於大學校院相關系所之碩學俊彥，學有專精，堪稱一時之選，著書立說，當為學界所敬重。

本叢書之問世，感謝實踐大學謝董事長孟雄之鼎力相助，陳校長振貴之全力支持，撰述同仁之勞心勞力，焚膏繼晷，尤其揚智文化事業公司之慨然應允出版，一併深致謝忱。惟因叢書編撰，費神費事，錯漏在所難免，尚祈方家不吝指正。是為序。

實踐大學榮譽教授、台灣師範大學名譽教授

許義雄 謹識

主編序

增進國民健康是世界上每一個國家都一致追求的目標，我國由開發中國家邁向已開發國家，國民不僅求溫飽，也逐漸重視健康問題。民國104年內政統計通報稱台灣地區65歲以上人口約占15.05%，已成為高齡化社會之國家。依世界衛生組織的定義滿65歲稱為老人，即所謂的銀髮族。高齡化社會的國民除了期望國家提供各項醫療照顧服務外，更重要的是能瞭解慢性疾病之危險因子，而加以預防。

實踐大學食品營養與保健生技學系自創系以來一直以提升國人健康的目標為宗旨，並配合國家政策戮力以進。後有感於提供銀髮族健康保健參考書籍之迫切性，在本校博雅學部許義雄教授及推廣教育中心詹益長主任之號召下，經全系老師共同討論後，希望能出版一本含銀髮族一般營養及其容易罹患的老化、肥胖、糖尿病、高血脂症與高血壓、心血管疾病、腎臟疾病與痛風、骨性關節炎與骨質疏鬆症、肝臟疾病、貧血、過敏疾病、常見的腸道疾病、男性攝護腺肥大與女性更年期等慢件疾病之臨床症狀與應注意事項、飲食原則、相關保健食品介紹等之專書，期望能由有醫學及營養背景的老師共同執筆撰寫。

感謝國泰健康管理中心預防醫學部陳部長皇光博士深入淺出對各項慢性疾病之陳述與本系黃惠宇、郭家芬、汪嵩遠、張美鈴、陳巧明、徐近平等各位教師在營養相關議題之探討，使本書能順利出版，該書簡潔易懂兼顧實用性，適合一般讀者研讀，相信本書之發行對於提供銀髮族正確的健康相關資訊一定有相當程度的助益，倘有遺漏不足之處，敬請不吝指正。

劉麗雲　謹誌

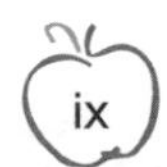

目　錄

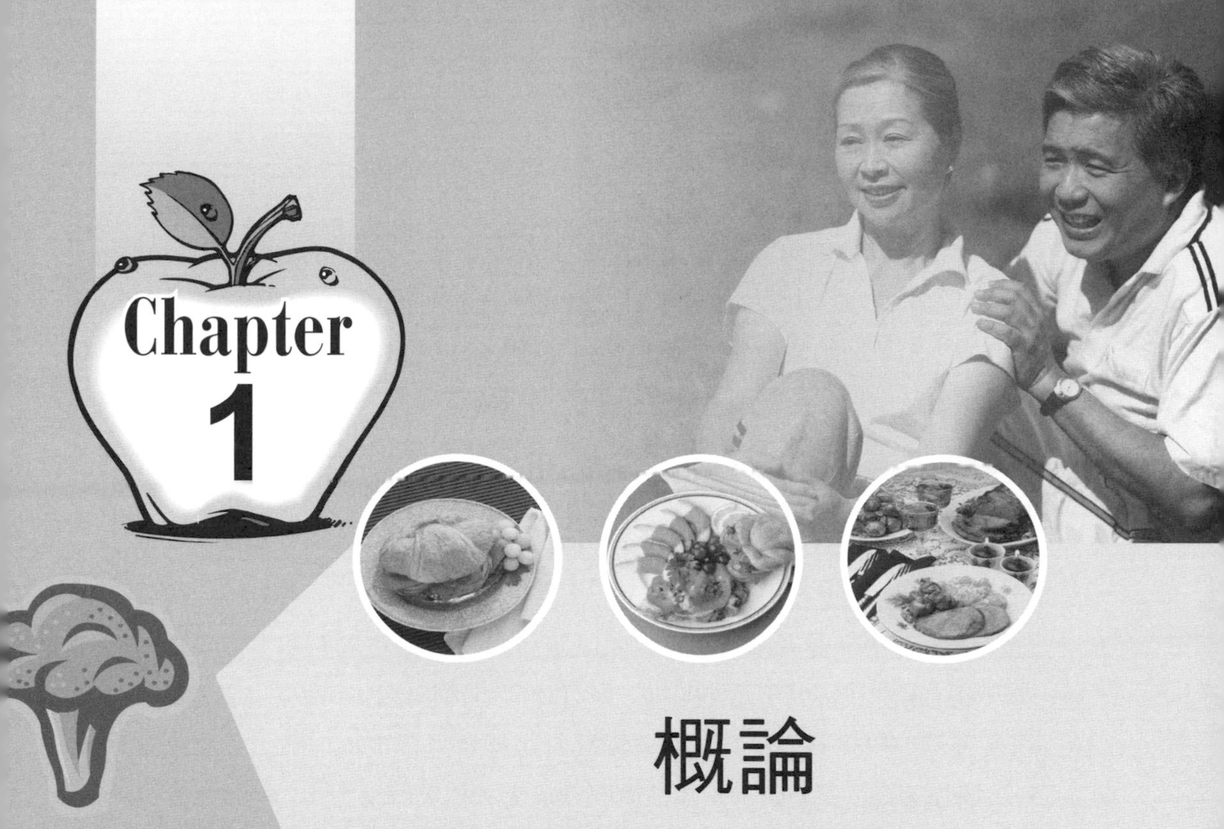

概論

劉麗雲

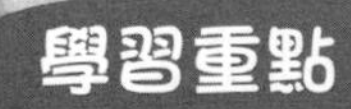

- 每日飲食指南訂定歷程
- 一天所需熱量如何訂定
- 何謂六大類食物
- 熱量如何轉換成食物分量
- 食物分量如何分配到三餐
- 如何轉換成一日之食譜

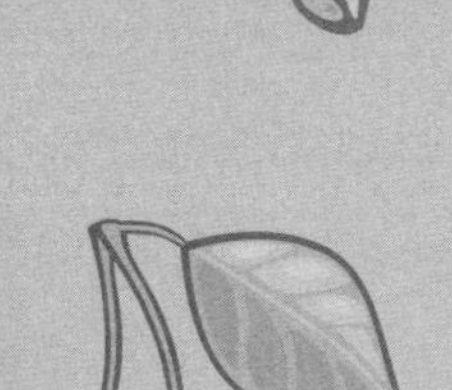

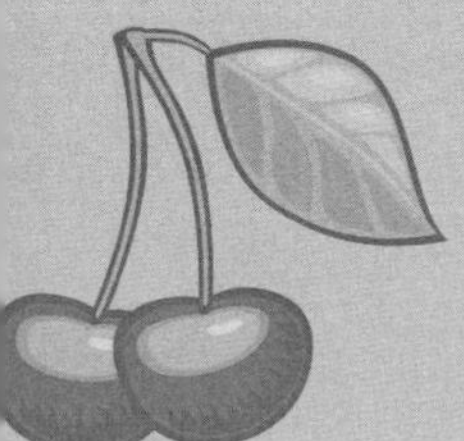

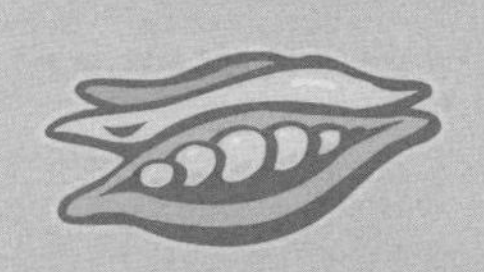

營養是影響健康的重要因素之一，當探討國人健康問題時，國民的營養問題是不容忽視的。隨著時代之變遷，食物可獲量增加，國人飲食型態改變，由早期的營養不良，演變為現在的營養過剩與不均，以致各種慢性疾病日益增加，影響國人身體健康及生活品質。

行政院衛生福利部長期以來就國人飲食與營養之狀況作監測，以瞭解其對人體健康之影響與疾病的關係，並訂定國人營養相關之需求、準則與指標，以改善國人營養問題，降低肥胖盛行率及慢性疾病之罹患率，進而促進國人身體之健康。

以往訂定營養素建議量時，係以避免因缺乏營養素而產生疾病之方向考量，然在民國91年（2000年）修訂時則將預防慢性疾病發生之因素亦列入考量，根據第三次營養調查資料，以及參考日本、大陸、美國之資料，將原來之「每日營養素建議攝取量」之名稱更改為「國人膳食營養素參考攝取量」（Dietary Reference Intakes, DRIs）。該參考攝取量除了可作為菜單設計之參考，及營養調查時作為評估營養素攝取是否足夠之依據外，其中上限攝取量更可作為民眾攝食補充劑的參考，同時希望能改變國人攝取愈多愈好的錯誤觀念。茲依衛福部新修訂之「每日飲食指南」及「國人膳食營養素參考攝取量」，簡述人體熱量之消耗與補充，每日飲食指南，每日飲食指標及中高年齡者膳食營養素參考攝取量如下。

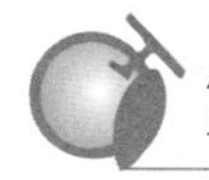

第一節　人體熱量之消耗與補充

一、人體熱量之消耗

每個人每天雖然無時無刻皆在消耗能量，但並非所消耗量皆同，因為人體是一獨立個體，其體型、年齡、性別、活動量、攝食生熱效應或特殊生理狀況均不一定相同，而上面所述均會影響熱能消耗，茲就影響熱能消耗之四個因素說明於次：

(一)基礎代謝率

指體內進行不自主性活動（如內臟器官之活動、腺體之分泌、神經及細胞之作用）所需要消耗之能量，亦是維持生命所需之最少能量，占全部所需熱量之50～70%，此項能量受性別、年齡、體型、體表面積、體溫、內分泌腺、懷孕、環境溫度、飢餓或嚴重營養不足等因素影響。一般而言，男性比女性高，30歲之後隨著年齡增加而減少，體表面積大者因散熱較多故基礎代謝率（Basal Metabolic Rate, BMR）相對提高，體溫愈高、環境溫度愈低、初期飢餓者的基礎代謝率都會較高。

(二)生理肌肉之活動量

此項活動所需熱量約占所需熱量之20～30%，依每個人活動種類、強度及頻率有異，依國民健康署健康99網站資料，將每個人活動強度分為低、稍低、適度、高等四級（**表1-1**），建議同年齡層之熱量需求，每級之熱量需求約差250～300Kcal。亦可按個人實際活動狀況依**表1-2**各類型活動所需之能量，逐項計算其能量之消耗。亦可利用中研營養資訊網（http://gao.sinica.edu.tw/health/plan.html）查出個人熱量需求。

(三)攝食生熱效應

因攝取食物會引起產生消化、吸收、儲存及代謝之系列作用，因而消耗熱能並使體溫略高，此項效應約占總熱量10%左右。

(四)特殊生理效應

如孕婦、哺乳婦、外傷、燙傷、骨折或癌症病人等均需增加其熱量需求。

綜上可知，就一般人而言，其一天所需之熱量等於基礎代謝能量、

表1-1　生活活動強度與其日常生活之內容

強度類別	動作	時間（小時）	日常生活內容
低	安靜	12	靜態活動，睡覺、靜臥或悠閒的坐著，例如：坐著看書、看電視等。
	站立	11	
	步行	1	
	快走	0	
	肌肉運動	0	
稍低	安靜	10	站立活動，身體活動程度較低、熱量較少，例如：站著說話、烹飪、開車、打電腦。
	站立	9	
	步行	5	
	快走	0	
	肌肉運動	0	
適度	安靜	9	身體活動程度為正常速度、熱量消耗較少，例如：在公車或捷運上站著、用洗衣機洗衣服、用吸塵器打掃、散步、購物等強度。
	站立	8	
	步行	6	
	快走	1	
	肌肉運動	0	
高度	安靜	9	身體活動程度較正常速度快或激烈、熱量消耗較多，例如：上下樓梯、打球、騎腳踏車、有氧運動、游泳、登山、打網球、運動訓練等運動。
	站立	8	
	步行	5	
	快走	1	
	肌肉運動	1	

生理肌肉之活動量及攝食生熱效應之總和，即：

總熱量＝基礎代謝能量＋生理肌肉之活動量＋（0.1×總熱量）

如有特殊生理狀態則需再加上各生理狀態所需之能量，即：

總熱量＝基礎代謝能量＋生理肌肉之活動量＋特殊生理效應＋（0.1×總熱量）

表1-2　各類型活動所需的能量消耗

活動	程度	能量消耗 Kcal/Kg/hr	活動	程度	能量消耗 Kcal/Kg/hr	活動	程度	能量消耗 Kcal/Kg/hr.
平躺	熟睡 清醒	0 0.1	走路	漫步 平路 上坡（5～15階） 下坡（5～15階）	3.1 5.6～7.0 8～15 3.5	跑步 高爾夫球 划船 跳繩	8Km/hr 12Km/hr 16Km/hr 20Km/hr	10 15 20 25 3.7～5.0 5～15 10～15
坐著	讀書 吃飯 寫字 開車 打字	0.2 0.5 0.5 1.2 1.2	掃地 拖地 游泳	 自由式 仰式 蝶式 隨意	3.9 4.9 6～12.5 6～12.5 14 6.0	柔軟體操 溜冰 排球 羽毛球 足球 棒球 籃球 網球 乒乓球		5 5～15 3.5～8 5～10 9 5 6~9 7～11 5～7
站立	輕鬆 穿衣服 燙衣服 洗衣服 洗碗 拉小提琴	0.8 1.0 1.2 1.2 1.0 0.6	騎單車	21Km/hr 27Km/hr 34Km/hr 40Km/hr	5.0 6.8 11.0 17.6			
跳舞	華爾茲 方塊舞 中度～激烈	5.7～7.0 7.7 4.2～5.7						
爬樓梯	上樓梯 下樓梯	10～12 7.1						
爬山		10						

資料來源：Whitney, 1990；行政院衛生署，2003。

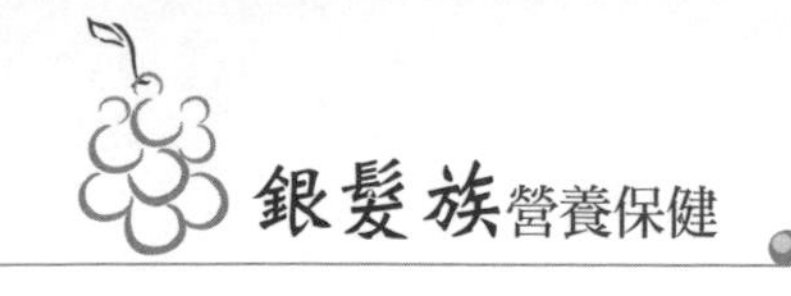

二、熱量之來源

(一)食物之攝取

如經常選擇高熱量食品，即油脂含量高之油炸食品或配料含高量的脂質之食品，較易引起肥胖現象並導致慢性病之形成。由一日所攝取之食物分量，參考食品營養成分資料庫可算出所攝取之熱量。

(二)體內儲存之熱量營養素

當饑餓時能量不足，體內儲存之熱量營養素則開始進行異化作用，先動用肝糖及體脂肪，由該兩分子在分解過程所產生之能量，提供生理活動之需。

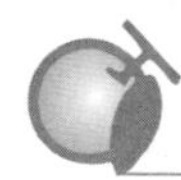

第二節　每日飲食指南

一、一般民眾

國人膳食營養素參考攝取量，是讓民眾瞭解一天六大營養素之攝取量要落在哪個範圍較合理，然而營養素之攝取量如蛋白質60克，對一般民眾而言似乎較抽象，如能更具體的讓國民瞭解每天該吃哪些食物、吃多少量，將可更有助於國人建立正確的飲食觀念，因此衛福部另訂每日飲食指南（**圖1-1**），建議每天應含六大類食物即全穀雜糧類、豆魚肉蛋類、乳品類、蔬菜類、水果類、油脂與堅果種子類等。茲就一般民眾及銀髮族的一日需要量說明如下：

(一)全穀雜糧類

全穀雜糧類1.5~4碗，含未精製全穀雜糧類及其他全穀雜糧類，除了

全穀雜糧類
1.5-4碗
蔬菜類
3-5份
水果類
2-4份
豆魚
蛋肉類
3-8份
乳品類
1.5-2杯（一杯240毫升）
油脂與堅果種子類
油脂3-7茶匙及堅果種子類1份
水

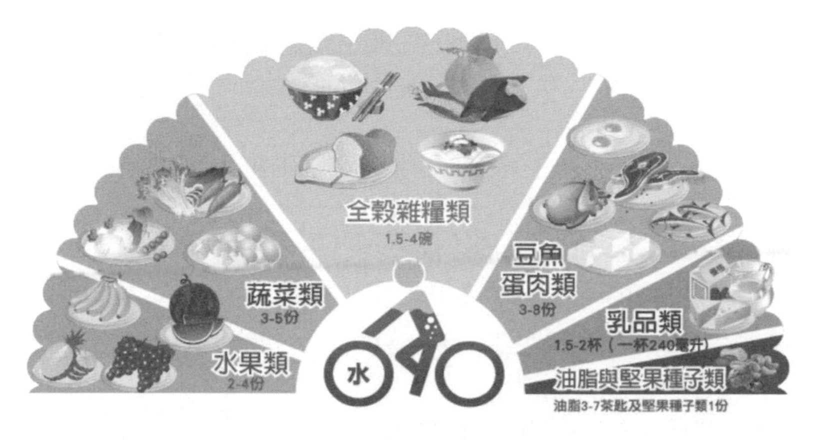

圖1-1 每日飲食指南

資料來源：衛生福利部國民健康署（2018）。每日飲食指南，http://health99.hpa.gov.tw/Article/HealthKnowledgePackagescContent.aspx?code=4

穀類外，還包含口感綿密的根莖類如番薯、芋頭、蓮藕及富含澱粉的種子和果實如紅豆、綠豆、皇帝豆、栗子、菱角等。建議每日食用的全穀雜糧類應包括至少1/3以上的未精製全穀雜糧，「未精製」全穀雜糧類，如糙米飯、全麥食品、燕麥、玉米、甘薯等。「其他」指白米飯、白麵條、白麵包饅頭等。以「未精製」取代「其他」更佳。此類即六大類之主食類，主要提供豐富的醣類及一些植物性蛋白質，未精緻的全穀類更是維生素B群及膳食纖維的良好來源。

(二)豆魚蛋肉類

豆魚蛋肉3～8份，包括豆類及其製品、海鮮、家禽、各式肉類及其製品、蛋類及其製品。提供優質蛋白質、維生素B群、礦物質，尤其是鈣質。高鈣豆製品至少占1/3以確保鈣質充裕。

(三)乳品類

乳品1.5～2杯（一杯為240毫升），包括鮮奶、保久乳、奶粉、優酪乳、起司等。保持骨頭、牙齒健康堅固，儲存骨本，有效預防骨質疏鬆症、骨折。

(四)蔬菜類

蔬菜3～5份，包括葉菜煩、花菜類、根菜類、果菜類、豆菜類、菇類、海菜類等各類蔬菜，如深綠色蔬菜、番茄、茄子、木耳和瓜類、筍類等。提供豐富纖維質、維生素、礦物質和抗氧化物質。深綠色蔬菜比例至少占1/2，以確保鈣質充裕。

(五)水果類

水果2～4份，包括各種新鮮水果，如芭樂、柳丁、柑橘、香蕉、木瓜、芒果、小番茄、柚子等。提供豐富纖維質、維生素、礦物質和抗氧化物質。

(六)油脂與堅果種子類

油脂3～7茶匙以及堅果種子類1份，油脂包括沙拉油、橄欖油、花生油、沙拉醬等。提供必需脂肪酸、協助脂溶性維生素吸收、維持正常生理代謝。堅果種子類可選擇維生素E含量高的，堅果種子的種類，包括花生仁、杏仁片、杏仁果、葵瓜子、松子仁、瓜子、花生、開心果……。

二、銀髮族

銀髮族係對老人族群之尊稱，泛指年滿65歲以上的人，根據我國之「老人福利法」第二條中規定，老人的年齡標準；年滿65歲以上者稱之為「老人」（old person）。

一般而言，銀髮族基礎代謝率及活動力均較低，因此所需熱量亦較低，茲以身高163公分體重58公斤每天從事適度活動之71歲以上銀髮族男性約需熱量2,100大卡，身高153公分體重51.6公斤每天從事適度活動之50～70歲中老年女性約需熱量1,800大卡為例，就其所需六大類食品之分量建議如下：

(一)71歲以上銀髮族男性

該族群男性從事適度活動約需熱量2,100大卡。依其所需熱量及營養素設計各類食品分量如**表1-3**，並將各類食品分配於各餐，如**表1-4**所示。此外，提供菜單範例供讀者作為參考，如**表1-5**。

表1-3　銀髮族男性所需熱量及營養素之各類食品分量

（適度活動強度者參考，每日約2100大卡）

飲食類別	分量	熱量	蛋白質	脂肪	醣類
全穀雜糧類（碗）	12	840	24	+	180
全穀雜糧類（未精製[1]）（碗）	4	280	8	+	60
全穀雜糧類（其他[2]）（碗）	8	560	16	+	120
豆魚蛋肉類（份）[3]	6	450	42	30	+
乳品類（份）	1.5	225	12	12	18
蔬菜類（份）[4]	4	100	4		20
水果類（份）	3.5	210	+		52.5
油脂與堅果種子類（份）	6	270	+	30	
油脂類（茶匙）	5	225		25	
堅果種子（份）[5]	1	45	+	5	
熱量營養素總計		2058	82	72	270.5

註：[1]「未精製」主食品，如糙米飯、全麥食品、燕麥、玉米、甘薯等，請依據「六大類食物簡介」。

[2]「其他」指白米飯、白麵條、白麵包、饅頭等。以「未精製」取代「其他」更佳。

[3]高鈣豆製品至少占1/3，以確保鈣質充裕。

[4]深色蔬菜比例至少占1/2，以確保鈣質充裕。

[5]選擇高維生素E堅果種子的種類，包括花生仁、杏仁片、杏仁果、葵瓜子、松子仁。

表1-4　銀髮族男性三餐中各類飲食分配之分量

（適度活動強度者參考，每日約2100大卡）

飲食類別	份數	早餐	午餐	晚餐
全穀雜糧類（碗）	12	3	6	3
全穀雜糧類（未精製）（碗）	4	3	1	
全穀雜糧類　（其他）（碗）	8		5	3
豆魚蛋肉類（份）	6	1	3	2
乳品類（份）	1.5	1		0.5
蔬菜類（份）	4	0.5	2	1.5
水果類（份）	3.5	0.5	1	2
油脂與堅果種子類（份）	6	1.5	2.5	2
油脂類（茶匙）	5	0.5	2.5	2
堅果種子（份）	1	1		

表1-5　銀髮族男性三餐菜單範例

早餐	午餐	晚餐
1.全麥吐司三明治 (1)全麥吐司1.5片 (2)小黃瓜50公克 (3)火腿40公克（或雞蛋1個） 2.腰果牛奶（或豆漿） (1)腰果10公克 (2)牛奶或豆漿一杯（240毫升） 3.水果 香蕉半根（約50公克）	1.雜糧飯1.5碗 2.雞胸肉炒青花菜 (1)雞胸肉70公克 (2)青花菜100公克 (3)油1小匙 3.素炒高麗菜 (1)高麗菜75公克 (2)油1.5小匙 4.丁香魚海帶芽湯 (1)丁香魚乾10公克 (2)濕海帶芽20公克 (3)薑絲、蔥花各5公克	1.白米飯3/4碗 2.芥藍菜肉絲湯 (1)芥藍菜45公克 (2)肉絲35公克 (3)薑絲少許 3.紅燒肉末茄子 (1)茄子100公克 (2)肉末35公克 (3)蔥花5公克 (4)油2小匙 4.當季水果200公克 5.優酪乳1/2杯

(二)51～70歲女性

該族群女性從事適度活動約需熱量1,800大卡。依其所需熱量及營養素設計各類食品分量如**表1-6**，並將各類食品分配於各餐，如**表1-7**所示。此外，提供菜單範例供讀者作為參考，如**表1-8**。

表1-6 銀髮族女性所需熱量及營養素之各類食品分量

（適度活動強度者參考，每日約1800大卡）

飲食類別	份量	熱量	蛋白質	脂肪	醣類
全穀雜糧類（碗）	12	816	24	+	180
全穀雜糧類（未精製[1]）（碗）	4	272	8	+	60
全穀雜糧類（其他[2]）（碗）	8	544	16	+	120
豆魚蛋肉類（份）[3]	5	375	35	25	+
乳品類（份）	1.5	225	12	12	18
蔬菜類（份）[4]	3	75	3		15
水果類（份）	2	120	+		30
油脂與堅果種子類（份）	4	180	+	20	
油脂類（茶匙）	3	135		15	
堅果種子（份）[5]	1	45	+	5	
熱量營養素總計		1791	74	57	243

註：[1]「未精製」主食品，如糙米飯、全麥食品、燕麥、玉米、甘薯等，請依據「六大類食物簡介」。

[2]「其他」指白米飯、白麵條、白麵包、饅頭等。以「未精製」取代「其他」更佳。

[3]高鈣豆製品至少占1/3，以確保鈣質充裕。

[4]深色蔬菜比例至少占1/2，以確保鈣質充裕。

[5]選擇高維生素E堅果種子的種類，包括花生仁、杏仁片、杏仁果、葵瓜子、松子仁。

表1-7　銀髮族女性三餐中各類飲食分配之分量

（適度活動強度者參考，每日約1800大卡）

飲食類別	份數	早餐	午餐	晚餐
全穀雜糧類（碗）	12	3	5	4
全穀雜糧類（未精製[1]）（碗）	4	3	1	
全穀雜糧類（其他[2]）（碗）	8		4	4
豆魚蛋肉類（份）[3]	5		3	2
乳品類（份）	1.5	1		0.5
蔬菜類（份）[4]	3	0.5	1.5	1
水果類（份）	2	1		1

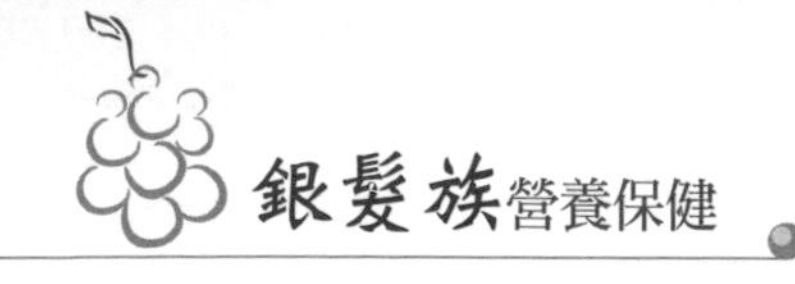

(續)表1-7　銀髮族女性三餐中各類飲食分配之分量

（適度活動強度者參考，每日約1800大卡）

飲食類別	份數	早餐	午餐	晚餐
油脂與堅果種子類（份）	4	1	2	1
油脂類（茶匙）	3		1	2
堅果種子（份）[5]	1	1		

表1-8　銀髮族女性三餐菜單範例

早餐	午餐	晚餐
1.雜糧饅頭90公克 2.牛奶或豆漿一 杯（240毫升） 3.青菜沙拉 (1)哈密瓜100公克 (2)青椒50公克 (3)葵花子10公克 (4)糖醋汁少許	1.魚肉飯 (1)魚肉70公克 (2)雜糧飯1碗 (3)碗豆仁70公克 (4)油1小匙 2.蔬食湯 (1)菇類100公克 (2)番茄50公克 (3)肉絲35公克	1.白米飯或雜糧飯1碗 2.炒三絲 (1)白蘿蔔絲50公克 (2)胡蘿蔔絲50公克 (3)里肌肉絲35公克 (4)油2小匙 3.糖心蛋1顆 4.乳酪18公克 5.奇異果100公克

第三節　每日飲食指標

指標是一個用來指示一個方向或目標，每日飲食指標乃用以指引國人每天飲食之方針，也就是說它是用於提供國人每天應如何吃才能吃出健康的導引，我們都知道選擇食物要考慮食物的營養價值、注意新鮮，衛生及經濟。然而食物的種類繁多，要怎麼選擇才能獲得均衡的營養呢？營養專家建議我們每天從下列六大類基本食物中，選吃我們所需要的分量。

一、飲食應依「每日飲食指南」的食物分類與建議分量，適當選擇搭配

特別注意應吃到足夠量的蔬菜、水果、全穀、豆類、堅果種子及乳製品。為使營養均衡，應依「每日飲食指南」的食物分類與建議分量，選擇食物搭配飲食。攝取足量的蔬菜、水果、乳品類、全穀、豆類與豆製品以及堅果種子類，可減少罹患多種慢性疾病的危險。每日攝取的蔬菜水果中應至少1/3以上是深色（包括深綠和黃橙紅色等）。

二、瞭解自己的健康體重和熱量需求，適量飲食， 以維持體重在正常範圍內

長期吃入過多熱量，會使體內脂肪囤積，增加各種慢性疾病的危險。可利用中研營養資訊網（http://gao.sinica.edu.tw/health/plan.html）計算個人的健康體重、熱量需求與每日飲食六大類食物建議分量。

三、維持多活動的生活習慣

每週累積至少150分鐘中等費力身體活動，或是75分鐘的費力身體活動。

維持健康必須每日進行充分的身體活動，並可藉此增加熱量消耗，達成熱量平衡及良好的體重管理。培養多活動生活習慣，活動量調整可先以少量為開始，再逐漸增加到建議活動量。

四、母乳哺餵嬰兒至少6個月，其後並給予充分的副食品

以全母乳哺餵嬰兒至少6個月，對嬰兒一生健康具有保護作用，是給予嬰兒無可取代的最佳禮物。嬰兒6個月後仍鼓勵持續哺餵母乳，同時需

添加副食品，並訓練嬰兒咀嚼、吞嚥、接受多樣性食物，包括蔬菜、水果，並且養成口味清淡的飲食習慣。媽媽哺餵母乳時，應特別注意自身飲食營養與水分的充分攝取。

五、三餐應以全穀雜糧為主食

全穀（糙米、全麥製品）或其他雜糧含有豐富的維生素、礦物質及膳食纖維，更提供各式各樣的植化素成分，對人體健康具有保護作用。

六、多蔬食少紅肉，多粗食少精製

飲食優先選擇原態的植物性食物，如新鮮蔬菜、水果、全穀、豆類、堅果種子等，以充分攝取微量營養素、膳食纖維與植化素。盡量避免攝食以大量白糖、澱粉、油脂等精製原料所加工製成的食品，因其大多空有熱量，而無其他營養價值。健康飲食習慣的建立，可先由一些小的改變開始做起，以漸進方式達成飲食目標。

七、飲食多樣化，選擇當季在地食材

六大類食物中的每類食物宜力求變化，增加食物多樣性，可增加獲得各種不同營養素及植化素的機會。盡量選擇當季食材，營養價值高，較為便宜，品質也好。在地食材不但較為新鮮，且符合節能減碳的原則。

八、購買食物或點餐時注意分量，避免吃太多或浪費食物

購買與製備餐飲，應注意分量適中，盡量避免加大分量而造成熱量攝取過多或食物廢棄浪費。

九、盡量少吃油炸和其他高脂高糖食物，避免含糖飲料

盡量避免高熱量食物（如油炸）與其他高脂高糖的食物。甜食、糕餅、含糖飲料等也應該少吃，以避免吃入過多熱量。每日飲食中，添加糖攝取量不宜超過總熱量的10%。

十、口味清淡、不吃太鹹、少吃醃漬品、沾醬酌量

飲食口味盡量清淡。重口味、過鹹、過度使用醬料及其他含鈉調味料、鹽漬食物，均易吃入過多的鈉，而造成高血壓，也容易使鈣質流失。注意加工食品標示的鈉含量，每日鈉攝取量應限制在2,400毫克以下，並選用加碘鹽。

十一、若要飲酒不過量，懷孕絕對不喝酒

若飲酒，男性每日不宜超過2杯（每杯酒精10公克），女性每日不宜超過1杯，但孕期絕不可飲酒。

長期過量飲酒容易造成營養不均衡、傷害肝臟，甚至造成癌症。酒類每杯的分量是指：啤酒約160毫升；紅、白葡萄酒約66毫升；威士忌、白蘭地及高粱酒等烈酒約20毫升。

十二、選擇來源標示清楚且衛生安全的食物

食物應注意清潔衛生，且加以適當儲存與烹調。避免吃入發霉、腐敗、變質與汙染的食物。購買食物時應注意食物來源、食品標示及有效期限。

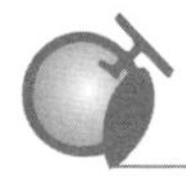

第四節 膳食營養素參考攝取量

世界衛生組織法第一條明文提出其宗旨：「使各國人民達到盡可能高的健康水準」；並將健康定義為：「達到生理、心理及社會的完全的和樂（well-being）狀態。」意思是人們有權可享有且獲得的健康最高水準的基本人權，而此項健康最高水準包括熱量、蛋白質、十四項維生素及八項礦物質的國人膳食營養素參考攝取量（**表1-9**、**表1-10**）。

表1-9 國人51～70歲膳食營養素參考攝取量

營養素	熱量（Kcal）	蛋白質（g）	維生素A（μg RE）	維生素D（μg）	維生素E（Mg α-TE）	維生素K（μg）	維生素C（mg）	生物素（μg）
	男 女	55 50	600 500	10	12	120 90	100	30
（低）	1,700 1,400							
（稍低）	1,950 1,600							
（適度）	2,250 1,800							
（高）	2,500 2,000							
	維生素B_1（mg）男 女	維生素B_2（mg）男 女	菸鹼素（mg NE）男 女	維生素B_6（mg）男 女	維生素B_{12}（μg）	葉酸（μg）	膽素（mg）男 女	泛酸（mg）
	1.2 0.9	1.3 1.0	16 14	1.6 1.6	2.4	400	450 390	5.0
	鈣（mg）	磷（mg）	鎂（mg）男 女	鐵（mg）	鋅（mg）男 女	碘（μg）	硒（μg）	氟（mg）
	1,000	800	360 310	10	15 12	140	55	3.0

表1-10　國人71歲以上膳食營養素參考攝取量

營養素	熱量（Kcal）	蛋白質（g）	維生素A（μg RE）	維生素D（μg）	維生素E（Mg α-TE）	維生素K（μg）	維生素C（mg）	生物素（μg）
	男　女	60　50	600　500	10	12	120　90	100	30
（低）	1,650　1,300							
（稍低）	1,900　1,500							
（適度）	2,150　1,700							
	維生素B_1（mg）男　女	維生素B_2（mg）男　女	菸鹼素（mg NE）男　女	維生素B_6（mg）男　女	維生素B_{12}（μg）	葉酸（μg）	膽素（mg）男　女	泛酸（mg）
	1.2　0.9	1.3　1.0	16　14	1.6　1.6	2.4	400	450　390	5.0
	鈣（mg）	磷（mg）	鎂（mg）男　女	鐵（mg）	鋅（mg）男　女	碘（μg）	硒（μg）	氟（mg）
	1,000	800	350　300	10	15　12	140	55	3.0

資料來源：http://www.fda.gov.tw/files/site_content/國人膳食營養素參考攝取量.xls

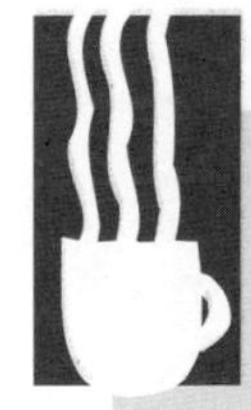

問題討論

1.何謂均衡飲食？

2.試比較新的飲食指南與前一版不同之處。

3.一天熱量需要量是如何計算出來的？

4.為何鼓勵將全穀雜糧當主食？

5.試計算自己之身體質量指數是多少？與建議值差多少%？

參考書目

行政院衛生福利部，http://www.fda.gov.tw/files/site_content/國人膳食營養素參考攝取量.xls檢索日期：2012年2月18日。

行政院衛生福利部，《國民健康署每日飲食指南》。2018年4月。

行政院衛生福利部，《國民健康署國民飲食指標手冊》。2018年10月。

食品藥物消費者知識服務網（2011）。〈均衡營養，每日飲食指南〉。http://consumer.fda.gov.tw/Pages/Detail.aspx?nodeID=72&pid=392，檢索日期：2014年2月3日。

黃伯超、游素玲（1997）。《營養學精要》（11版）。健康文化事業股份有限公司。

謝明哲、胡淼琳、陳俊榮、徐成金、陳明汝（2008）。《實用營養學》（4版）。華杏出版股份有限公司。

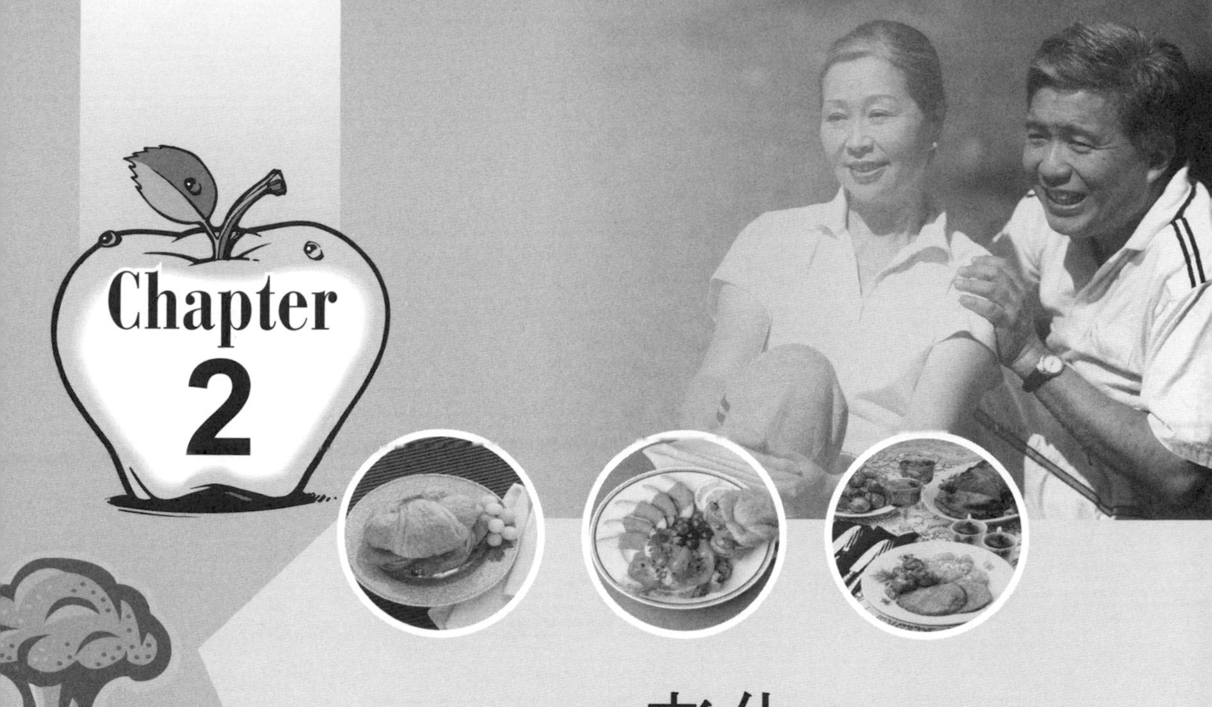

Chapter 2

老化

陳皇光　劉麗雲

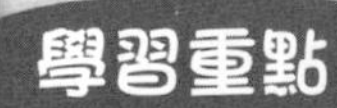

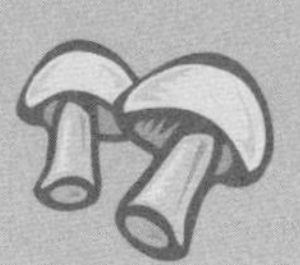

- 什麼是老化？
- 老化在身體各器官造成的影響如何？
- 常見的老化原因為何？
- 解決方法為何？
- 抗老防衰原則
- 銀髮族之飲食照顧

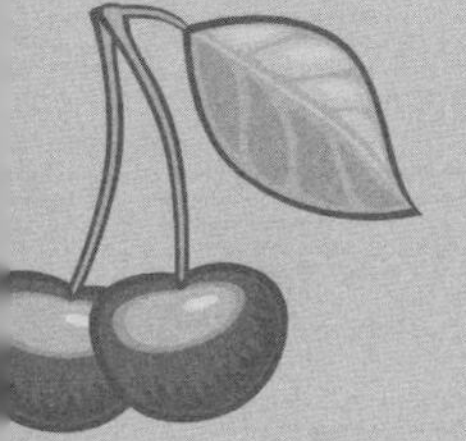

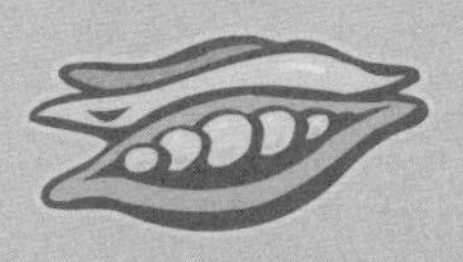

老化是人類隨著年齡的增長，由於本身遺傳的特性與身體承受外界各種生物、物理與化學的因子的交互影響，使身體各器官出現機能衰退、失能、疾病及腫瘤的生成。預防老化最重要的關鍵在於避免接觸外界各種危險因子、培養正確飲食習慣、正常作息、規律運動與紓解壓力。透過本章我們可以學習老化對身體各系統的影響、老化的學說、成因及基本因應的方法。

第一節　什麼是老化？

老化（Aging）是一個人隨著年齡增長，在生理、心理及社會關係累積的變化。人體老化的生理現象無所不在，可以顯現在身體各系統上：

1.皮膚：禿髮、皺紋、黑斑、乾燥、易皮下淤血及皮下脂肪萎縮與皮膚鬆弛。

2.肌肉萎縮。

3.體脂肪增加。

4.骨質疏鬆與退化性關節炎。

5.記憶力退化與痴呆（Dementia）現象。

6.情緒低落。

7.自律神經系統調節能力衰退。

8.白內障與視網膜病變。

9.聽力衰退。

10.甲狀腺機能退化。

11.失去生育力、性慾與性能力退化。

12.女性更年期。

13.男性攝護腺肥大。

14.消化能力及腸道蠕動能力退化。

15.腎功能退化。

16.免疫功能退化。

17.血壓、血脂肪及血糖增加導致血管硬化及阻塞。

18.癌症產生。

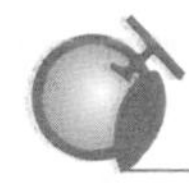

第二節　老化的學說

老化原因迄今目前並無定論，常見的學說如下：

一、DNA損壞與修復學說（DNA Damage / Repair Theory）

因細胞內的DNA（去氧核糖核酸）損壞逐漸累積，卻無能力修復，就會影響RNA（核糖核酸）的轉錄功能，所以基因型無法表現而產生老化現象。

二、自由基與氧化學說（Free Radical / Oxidation Theory）

自由基是帶有不成對電子的不穩定的分子。環境輻射線、環境重金屬、環境毒素、飲食因子或發炎原因會使體內自由基增加，若此時體內對抗自由基的抗氧化酵素製造下降或飲食缺乏抗氧化物質之補充，就會使自由基破壞細胞膜導致細胞死亡、酵素失去作用、免疫細胞受損及DNA受損而產生突變，或造成老化現象。

三、粒線體DNA學說（Mitochondrial DNA Theory）

粒線體是細胞內產生能量的構造，若細胞內粒線體DNA受損卻無修復能力，會導致細胞無法產生能量造成老化現象。

四、一次性體細胞學說（Disposable Soma Theory）

生物體無法永久提供能量供體細胞修復損傷，所以體細胞最後終究會無法維持功能而老化或死亡，通常生物體會用較多能量維持生殖細胞延續後代，而體細胞因無法獲得足夠能量而死亡。

五、基因學說（Genetic Theory）

生物體細胞可分裂的次數受限於基因，所以最後細胞因為無法再分裂而死亡。

六、免疫學說（Immunological Theory）

T細胞淋巴球功能退化導致免疫機能衰退，身體容易受到感染，易造成細胞損傷與死亡，亦易造成老化現象。

七、端粒學說（Telomere Theory）

細胞內染色體末端有一段DNA稱為端粒（Telomere），功能在於保護染色體末端結構的穩定性。每次細胞分裂後，端粒就會縮短，當端粒耗盡時，染色體就不穩定而造成細胞衰老死亡。

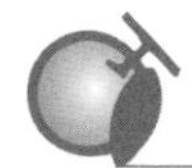

第三節　常見的老化原因及因應方法

一、壓力

長期高壓環境下使腎上腺皮質素（Cortisol）分泌過多產生高血壓、

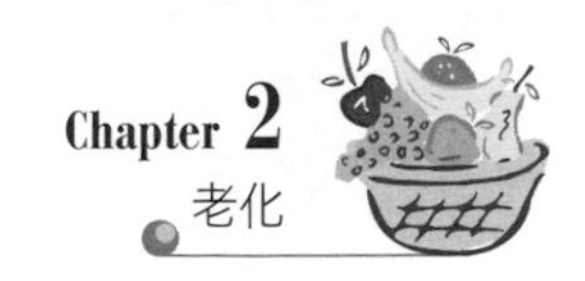

高血糖、免疫功能受損及認知記憶力破壞。

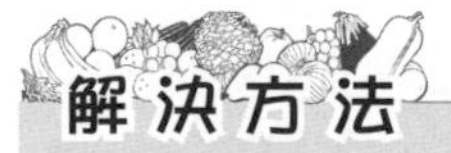

解決方法

紓解壓力、充足睡眠及進行規律有氧運動。

二、性荷爾蒙退化

女性更年期雌激素（Estrogen）下降或男性睪固酮（Testosterone）製造不足，造成生育力及性慾的下降，情緒低落及骨質疏鬆的現象。

解決方法

性荷爾蒙退化產生更年期現象為自然的過程，除非有出現明顯不適現象才要尋求醫療的幫助。建議培養規律運動、控制體重及補充鈣質。若有需要使用荷爾蒙補充療法（Hormone Replacement Therapy, HRT）時，要注意女性可能有血栓、乳癌及子宮內膜癌的風險；男性則需事先評估攝護腺癌的風險，一定要在專業醫師的指示下才能進行補充。

三、甲狀腺功能低下

認知能力變差、疲倦、體重過重、手腳冰冷、免疫力下降及便祕現象。

解決方法

可由常規血液檢查發現甲狀腺低下現象，再由醫師給予甲狀腺素的補充。

四、腦力退化與癡呆症

理解力、認知與記憶力衰退。原因可能為阿茲海默症（Alzheimer's Disease），多發性腦梗塞癡呆症（Multi-Infarct Dementia）及帕金森氏病（Parkinson's Disease）等。

解決方法

預防高血壓、高血糖及高血脂等引起腦血管栓塞的疾病，紓壓及充足睡眠，規律運動，補充抗氧化物質如維生素A、C、E，β-胡蘿蔔素、輔酶Q_{10}、茄紅素與葉黃素及維生素B群，若有高度腦栓塞的風險，需在醫師指示下補充防止血栓及維持腦部血液循環的藥物或營養補充品。

五、自由基的破壞

輻射線、重金屬、環境毒素、劇烈運動或慢性發炎原因會使體內自由基增加，若再加上飲食缺乏抗氧化物質或因老化使體內抗氧化酵素製造下降，就會使自由基的危害加劇，使細胞膜、DNA及酵素作用受到破壞，導致全身各器官功能受損產生老化現象，如眼底黃斑部病變、白內障、皮膚皺紋黑斑、關節炎、血管硬化或癌症產生。

解決方法

避免過度曝曬於陽光之下、審慎選擇未受汙染之食材、避免接觸環境化學物品及香菸、治療身體罹患的慢性發炎疾病。另外，日常生活中在專業醫師及營養師的指示下補充富含抗氧化維生素A、C、E、β-胡蘿蔔素、硒（Selenium）、輔酶Q_{10}或硫辛酸（Lipoic Acid）等食物或營養補充品。

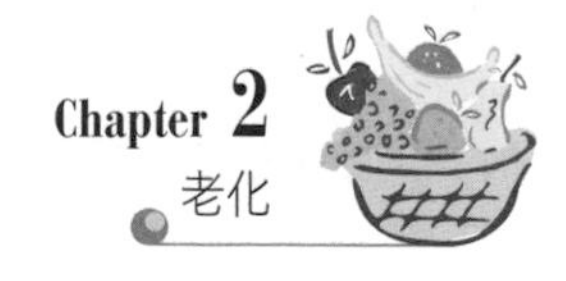

六、慢性發炎

感染、高壓環境、環境毒素、不當飲食、過敏疾病、自體免疫疾病及關節炎都是讓身體產生大量發炎物質及自由基的增加，造成心血管疾病、癡呆症與癌症的風險。

解決方法

身體隱藏不易察覺的發炎狀況可透過血液檢查高敏感度C反應蛋白（high sensitivity C-Reactive Protein, hs-CRP）或纖維蛋白原（Fibrinogen）是否過高來判斷。我們應該治療發炎疾病、避開高壓環境來維持免疫系統正常運作及多食用防止發炎的食物，如魚油或堅果類食物，必要時在醫師指示下使用藥物治療發炎性疾病。

七、缺乏甲基化（Undermethylation）

體內的甲硫胺酸（Methionine）經過化學反應後會形成同半胱胺酸（Homocysteine），同半胱胺酸需要維生素B_{12}、葉酸（Folic Acid）及鋅（Zinc）的協助下獲得甲基，再變回甲硫胺酸；或者在維生素B_6的協助下轉成無害的半胱胺。若同半胱胺酸的濃度過高，會使血管內皮細胞（Endothelium）受損及妨礙纖維蛋白原分解而容易產生血栓，所以同半胱胺酸是心血管疾病的重要危險因子。

解決方法

透過血液檢查可以偵測血液中同半胱胺酸的濃度，若濃度過高，可在醫師及營養師的指示下補充富含維生素B_6、B_{12}及葉酸的食物或營養補充品。

八、高血壓、高血脂與高血糖

這三高疾病是造成心血管疾病及標的器官（腦部、視網膜、心臟、腎臟及周邊血管）受損的最重要原因，我們將把這三個議題放在後面的章節再做討論。

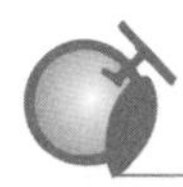

第四節　抗老防衰之原則

依維基百科之定義稱老化是生命隨時間而惡化的現象，衰老是生物老化的過程，人類老化的結果會使整體記憶力衰退。造成老化之原因一直被認為與壓力和自由基有密切關係，中醫則認為是因為氣血已經逐漸衰減，使得腦細胞呈現不靈活狀態，如果加以刺激，讓腦細胞更加活潑，就可以達到延緩老化的效果。足見大家對老化的重視。在日常生活中，講求營養的均衡、養成運動的習慣、營造健康的生活型態、排除不利於健康之因素，即為銀髮族「抗老防衰」之基本原則，茲分別敘述於次：

一、講求營養的均衡

飲食含全穀根莖類、低脂乳品類、豆魚肉蛋類、蔬菜類、水果類、油脂和堅果種子類等六大類食物並能均衡攝取，一個人營養素攝取狀況對其成長發育乃至老化等，均扮演一定的影響，各種營養素之攝取過猶不足，反而是稍稍減少一些，尚可延緩代謝，減少自由基的產生，可緩和老化的進行，這對銀髮族而言是一件好事。

二、養成運動的習慣

運動除了強化筋骨，尚可改善或促進生物體整體之運轉與維持，影

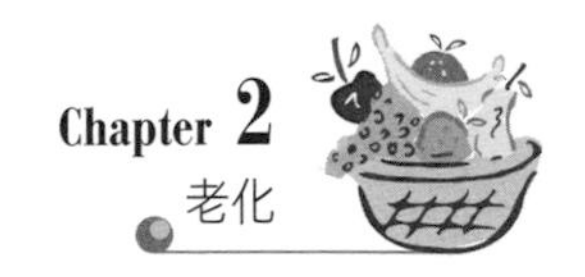

響一些調控因子之效應。Wilson和Tanaka（2000）利用整合分析（Meta-Analysis）的方法，依據受試者的年齡與最大攝氧量進行分析發現，受試者最大攝氧量與最大心跳率都會隨著年齡的增加而下降。但是，如身體接受耐力訓練者，則具備較大的最大攝氧量，因此到了60歲左右仍然具備一般人二、三十歲時的心肺適能。規律運動是抗老化的主要方法。規律性的活動能夠預防疾病和維持健康；因此不管哪一種運動——戶外活動、計畫性的運動、家事、庭院中工作，都是對健康有益的。研究顯示一般人如能每週至少三次、每次30分鐘以上之運動，將有利於延緩老化的進行。

三、營造健康的生活型態

世界衛生組織（WHO, 1948）憲章中所說的：「健康是身體的、心理及社會的達到完全安適狀態，而不僅是沒有疾病或身體虛弱而已。」1976年Dever提出影響現代人之健康、生活型態占43%。是故少油、少鹽、不吃宵夜、不吃零食、多喝水、少飲酒、早餐豐富、飲食細嚼慢嚥、關懷社區、參與公益活動、多與周邊人士互動等均為維護健康之必要的生活型態。

四、排除不利於健康之因素

美國研究人員發現，可樂、薯條等垃圾食品不僅腐蝕牙齒、增加腰圍，還有損大腦，加速大腦老化造成老年失智症。另外，反式脂肪酸（Trans Fatty Acids）攝取較多者在記憶力和思維測試中其表現均較差，大腦容量亦會呈現漸漸縮小的趨勢，呈現老化現象，應儘量少吃。

五、飲食原則

除了應考慮均衡飲食原則外，可依個人喜好適量選擇抗衰老食材或藥材。

(一)攝食補氣、補血的藥膳

銀髮族因心臟功能衰退，一般較容易有氣血不足的現象，為補其不足可選擇具補血補氣之藥材，如黃耆、當歸、人參，都是能增強氣血循環的藥物，像生脈飲就常被作為補助氣血藥膳，所含的人參、麥（門）冬、五味子這三味都具強心作用，因為心臟功能強，就能充分把血液供應到大腦。腦細胞有充分的血液加以滋養，腦的思考、活動就會很活潑。

(二)攝食膠質食物

膠質食物分動物性與植物性兩類，動物性膠質如豬皮、海參、干貝、鮑魚等皆是含多量膠質之食物。豬皮可做成肉皮湯，海參、干貝、鮑魚除了熬湯外，亦可以熬稀飯，熬稀飯時多加些大蒜進去，除了能去腥味外更具降低血中膽固醇之效，起鍋時灑一些芹菜、香菜、胡椒粉就更香了，值得一提的是海參不含膽固醇，是銀髮族很好之食材。植物性膠質食物則有黑木耳、白木耳、海帶、蓮藕、髮菜、紅鳳菜、川七、地瓜葉、冬葵子（秋葵）。黑木耳乾品洗淨後泡水，泡軟以後加薑絲，熬到像膠一樣再吃，對於胃出血、胃潰瘍等，都有修護作用。白木耳可加紅棗、蓮子一起燉，對肺功能差的人尤有用，因為它對於肺葉、支氣管有修護作用。多吃白木耳、百合、薏仁，對呼吸系統有很好的保護作用。麥冬、天冬、珠母都是百合科含皂素成分，能清除肺葉或氣管裡的黏膜分泌物，有利於肺葉的氣體交換正常使不易感冒。

(三)多選擇蔬菜水果

蔬菜、水果富含維生素及礦物質，提供三大熱量營養素代謝所需之輔因子，尤其是腦部活動之能量來源，又B_6、B_{12}或葉酸之交互作用可保持腦或神經系統之正常機能，如果維生素及礦物質供應足，具保護大腦及

神經系統功能，可預防老人失智症。茲各舉五例說明如下：

◆水果

1.柑橘水果：如橘子、檸檬、葡萄柚、奇異果等水果均含有豐富維生素C，維生素C是肌膚最需要的營養成分。建議每天早上來一粒柑橘水果，可以有效活化肌膚、幫助皮膚新陳代謝，是最便宜又方便取得的最佳抗老食物之一。

2.桑椹：含豐富的鐵質及維生素C及白藜蘆醇，具抗氧化作用亦可清除自由基。

3.檸檬類：亦是富含維生素C之食物，具清除自由基功能，美國國家衛生研究院癌症研究中心稱此類食物是「最好可抗各種癌症的天然食物」。

4.葡萄：根據美國加州大學研究，葡萄類富含二十種抗氧化物質，可以除去細胞內自由基，降低致癌之機率。

5.番茄：番茄含茄紅素，亦具抗氧化及清除自由基功能。體內過量的自由基是老化的原因之一，茄紅素掃除自由基的效果遠勝於維生素E，因此可以發揮相當好的抗老作用。茄紅素亦可以保護淋巴球的DNA，避免淋巴球受到傷害，有增強免疫能力的效果。番茄愈紅、愈成熟，所含的茄紅素愈多。

其他像藍莓，或稱藍梅，是越橘屬中長有藍色漿果的所有物種。這些種的植物原生於北美洲與東亞，為灌木，高度可從10公分到4公尺；矮小種稱為「矮叢藍莓」（Lowbush Blueberries），而高大種稱為「高叢藍莓」（Highbush Blueberries）。越橘屬中的其他亞屬，包括了其他可食用漿果的野生灌木，例如小紅莓、山桑子與越橘。

藍莓含有許多具有保健的物質。如纖維素、維生素和抗氧化物。具預防和延緩如癌症、心臟病和年齡老化等疾病之作用。特別是花青素，在預防心血管疾病、糖尿病、老年失智症、癌症，以及黃斑部退化和白內障

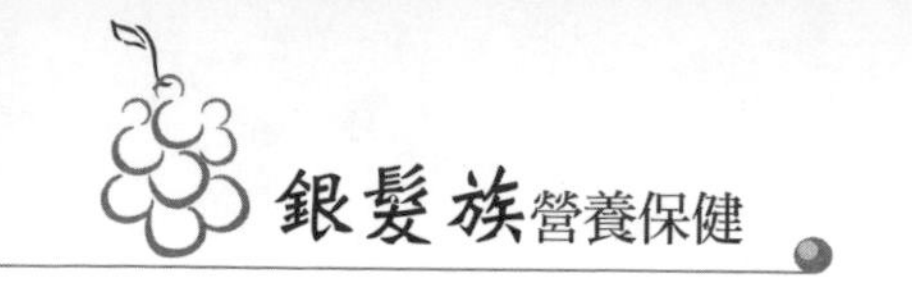

等退化性眼疾方面，扮演了重要的角色，藍莓也含有另一種抗氧化劑——鞣花酸，能夠封鎖促進癌症生成的新陳代謝管道。

藍莓並含有豐富的果膠，這種可溶性的纖維可以舒緩腹瀉和便祕；藍莓所含的單寧酸，則可以減輕消化系統的發炎症狀。

◆蔬菜

1.青花菜：富含維生素C、β-胡蘿蔔素、抗癌物質——酚類、醇類、纖維物質，並富含微量金屬元素——鉻，可以提高胰島素功能、降低血糖、避免糖尿病。
2.包心菜：成分與青花菜類似，經常食用包心菜可減低罹患結腸及胃癌機會。
3.胡蘿蔔：富含抗氧化之β-胡蘿蔔素，可減低膽固醇、降低罹患心血管疾病、中風及癌症機率。
4.菠菜：含β-胡蘿蔔素、葉酸，具抗氧化、抗老化之作用。
5.洋蔥：具有蔬菜類的特質，含有豐富的纖維，能降血脂，促進腸胃蠕動，有助於調節腸道菌叢生態，增強免疫力；另外，洋蔥所含的各種硫化合物中，Allicin具有抗氧化的效果、S-methylcysteinesulfide（SMCS）能使膽固醇的合成降低；洋蔥還含有上百種類黃酮成分，Quercetin（槲皮酮），為Flavonoid類黃酮之一，能有效清除活性氧，直接減少氧化壓力，洋蔥中也含有硒，與類黃酮均為抗氧化物質，及激活血溶纖維蛋白活性的成分，可防止血栓的形成，具舒張血管、減少外周血管和心冠狀動脈血栓的形成。

其他十字花科蔬菜如油菜、芥蘭、萵苣、（包心）白菜、蘿蔔、甘藍菜等；除了富含抗氧化營養素、膳食纖維外，均具預防慢性病及抗老化作用。

(四)多選擇富含B_6、B_{12}或葉酸之食品

維生素B_6可作為酵素輔酶，主要參與胺基酸的代謝和利用，可以使血紅素合成正常而避免貧血，維護正常的神經機能，保護淋巴組織，促進免疫細胞增生，而能避免感染。

色胺酸代謝生成菸鹼素也需要維生素B_6。維生素B_6也參與肝醣和脂肪酸的代謝反應，幫助維持正常的血糖濃度。

維生素B_{12}與葉酸共同參與核酸及甲硫胺酸生合成。另外，維生素B_{12}的另一重要作用是在代謝過程中，保持著反應酶的S-H部分的還原狀態，在碳水化合物的代謝中，需要麩胺基硫（Glutathione）當輔酶，若缺乏維生素B_{12}時，此作用即不能進行。維生素B_{12}尚影響脂肪的代謝，當代謝至硫醇（Thiol）的階段時，就需要維生素B_{12}。維生素B_{12}的缺乏發生在攝食低維生素B_{12}的食物，尤其是嚴格的素食者，會發生巨紅細胞性的嚴重貧血、無力、精神恍惚、嘴破等。

葉酸，顧名思義就是在葉子中所含有的酸性物質，葉酸最主要的生理功能在於幫助身體中蛋白質及胺基酸的利用，是生成核酸相當重要的維生素，另外，在製造紅血球上，也和維生素B_{12}相輔相成。

茲將富含B_6、B_{12}或葉酸之食品整理如**表2-1**。

表2-1　富含B_6、B_{12}或葉酸之食品

營養素	動物性食品來源	植物性食品來源
B_6	肝臟、豬肉、雞肉、蛋、鮭魚、鮪魚、白肉魚	番茄、穀類、橘子、香蕉、燕麥、糙米、蜂蜜、酵母菌、大豆、花生、小麥胚芽
B_{12}	牛肉、豬肉、雞肉、肝臟、蛋、魚、蛤類、腎臟、乳酪（尤其是發酵過的）、牛奶及其製品（如優酪乳）	綠藻（Chlorella）、當歸、明日葉、全麥、糙米、海藻、小麥草、米糠、雛菊、香菇、大豆、泡菜、各種發酵的豆製品（如日本麵豉、腐乳與豆豉）和酵母衍生食物
葉酸	乳酪、肝臟、魚、蛋黃、牛奶、牛肉、雞肉、羊肉、內臟、豬肉、鮭魚、鮪魚	深綠色的蔬菜、菠菜、胡蘿蔔、南瓜、馬鈴薯、豆類、堅果、糙米、小麥胚芽、全麥穀類、柳橙、大麥、啤酒酵母、豆類、米糠、扁豆、柳橙、豆莢、根菜類、酵母

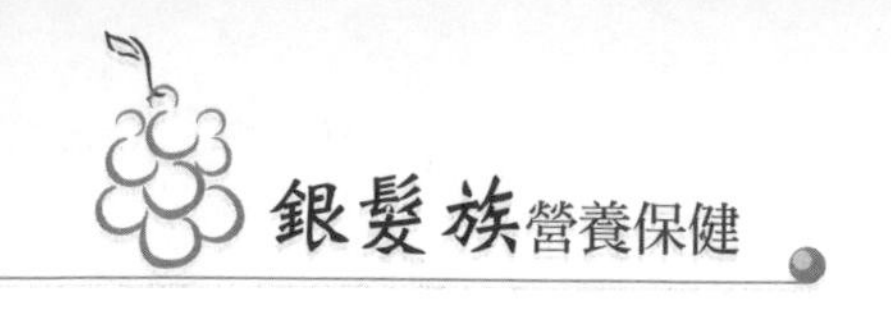

(五)多選擇魚類

魚類所含之DHA、EPA等Omega-3脂肪酸，對腦或神經系統具特別藥理作用；因魚類含有Omega-3脂肪酸，可降低膽固醇及血管內血小板凝集，減少冠狀動脈阻塞及心肌梗塞機率。

(六)可選擇大豆製品

大豆（Soy）含有豐富的植物性蛋白質和必需胺基酸及預防老化的皂素、讓大腦更靈活的卵磷脂，多攝食大腦較不易萎縮，促進神經傳導作用，智力記憶力較不易降低，黃豆亦含「異黃酮類物質」，具強抗氧化作用。

(七)喝綠茶

綠茶含有豐富的多酚（Polyphenol），具抑制脂質氧化、抗致突變、降血脂、血糖及血壓之作用，而且茶可以幫助排泄、幫助消化，甚至有預防蛀牙的功能！所以一天內喝幾杯無糖綠茶應是飲料中最好的選擇！

(八)選擇地中海地區飲食形態

地中海型氣候陽光充足，盛產橄欖、蔬果、葡萄、多元的藥草及香料（如九層塔、茴香、迷迭香、百杏香、鼠尾草、番紅花）、地中海深海魚，因此稱這種飲食方式為地中海式飲食。

地中海的飲食以蔬果、魚類、橄欖油、穀物及紅酒等為主，搭配羅勒、百里香、迷迭香、鼠尾草等各式香草的氣味，更滿足了視覺和嗅覺的感官享受。由於地理環境之特殊，盛產的蔬果供應不虞匱乏，豬肉等紅肉吃的少是地中海地區的飲食特色，蛋白質的主要來源是低脂肪的魚類與豆類，地中海居民的餐桌上都擺滿了豐富多彩的食物，也是地中海居民健康的主要原因。此類餐食富含抗氧化物質及多酚的蔬果，而烹調時的橄欖油和用餐時搭配的紅酒，也都富含多酚。這些多酚是一種植物中的化學物

質，與部分植物的色彩有關。目前普遍認為多酚對於健康的維持和延緩老化，皆扮演重要的關鍵角色。採用地中海飲食方式，可預防慢性疾病的罹患。

(九)保健食品簡介

◆銀杏

銀杏葉精對人體常見老化症、阿茲海默症、老人失智症具有一定作用，銀杏葉精含抗氧化作用強的類黃酮，可防止活性氧傷害、提高血液流動性、改善血管脂質代謝機能、防止血小板凝固。

◆硒

是體內微量元素，構成抗氧化酶、麩胱甘肽過氧化酶不可或缺之元素，可預防老化或老人疾病，多存於小麥胚芽或海產食物。

◆納豆

是大豆發酵食品，具溶解血栓、抗氧化及預防老化作用。

◆卵磷酯

卵磷脂（Lecithin）一詞來自希臘語Lekithos，係卵黃之意，因此中文譯為卵磷脂，狹義的卵磷脂係指卵黃脂質中的主要磷脂質，約占卵黃磷脂質的三分之二；卵磷脂依其原料來源的不同，其磷脂質成分亦有所不同，卵磷脂之商業產品以大豆卵磷脂為主，其次為蛋黃磷脂，其他如玉米卵磷脂、棉籽卵磷脂及油菜籽卵磷脂亦有生產。

鐘淑英等曾以100mg卵磷脂餵食學習能力低落小白鼠四週，結果發現學習能力約增進88～94%，腦部Choline增加20～50%，具延緩老化作用。

L. Y. Liu等人（1996）曾以5%蛋黃卵磷脂填充至高膽固醇性膳食大白鼠之飼料中餵食Wistar品系老鼠六週，結果發現血清總膽固醇（Total-C）、低密度脂蛋白膽固醇（LDL-C）、極低密度脂蛋白膽固醇（VLDL-

C）及促動脈硬化指標（AI）均顯著降低，分別下降28.83%、49.35%、40.74%及52.03%。購買時需注意卵磷脂含量，一般卵磷脂係膠狀物，如產品呈流動狀液體其卵磷脂含量一般不高（Liu et al., 1996）。

◆魚油

魚種不同，其脂肪酸（Fatty Acids）組成不一（**表2-2**），一般而言，深海魚含有較豐富的長碳鏈不飽和脂肪酸如DHA、EPA，由保麗龍容器之溶解與否可分辨魚油組成型態，天然魚油為一種甘油酯。一般而言，脂肪酸與醇類作用形成簡單酯類，對塑膠產品具有很強的溶解性，如香蕉油，但如脂肪酸與甘油形成之甘油酯則對塑膠製品不溶，如沙拉油。因此，魚油如果可以溶解保麗龍容器，表示它為簡單之酯類，是由脂肪酸與醇類所形成的化合物，其吸收率較天然的由脂肪酸與甘油所形成的甘油酯差。

深海魚之油因含有多量的DHA、EPA，具有降血脂、降血壓、降低血小板凝集、預防動脈硬化、增強腦部機能 、強化胰島素功能，可作為銀髮族之保健食品，購買時需注意DHA、EPA之含量。

其他如天然抗氧化劑維生素（A、C、E）或超氧化物歧化酶（SOD）、燕麥或五穀雜糧均為很好之選擇。

表2-2　台灣常見食用魚類之脂肪酸組成

脂肪酸百分比（%）	種類									
	鯉魚	白鰱	吳郭魚	虱目魚	烏魚	石斑	七星鱸	吻仔魚	白帶魚	油魚
12:0	TR	0.46	0.44	TR	TR	TR	TR	TR	TR	TR
14:0	1.65	2.94	2.43	1.12	2.67	4.75	2.66	4.61	5.49	0.27
15:0	0.33	1.35	1.02	0.28	0.45	1.28	0.40	0.90	0.84	2.30
16:0	17.6	10.14	21.30	28.15	23.00	23.76	22.13	23.13	23.57	1.34
17:0	0.41	1.18	0.77	1.34	0.31	0.72	0.65	1.33	1.21	23.18
18:0	4.78	3.96	5.45	6.50	2.19	9.07	4.47	8.05	8.42	0.60
20:0	0.14	0.31	0.25	0.33	0.12	0.43	0.08	TR	0.19	0.02
22:0	0.12	0.27	0.55	0.06	0.03	0.06	0.50	0.82	0.70	0.05
24:0	0.16	TR	0.50	TR	TR	TR	0.03	TR	0.46	TR
SFA	24.70	26.61	33.22	36.79	28.73	40.45	30.93	38.89	40.89	27.76
16:1 n7	6.32	6.08	7.25	4.40	6.92	6.32	10.60	5.28	6.03	2.10
18:1 n9	41.09	30.74	28.28	29.07	28.93	17.63	25.71	10.65	25.77	43.04
20:1 n9	2.22	1.83	1.11	3.11	1.34	1.77	1.50	TR	2.21	4.12
22:1 n9	0.15	0.26	0.67	0.30	0.24	1.86	1.04	0.37	1.70	1.21
24:1 n9	TR	TR	TR	TR	TR	1.10	0.56	1.24	0.76	0.30
MUFA	49.49	38.91	37.32	36.51	37.49	28.05	39.41	17.54	36.48	50.77
18:2 n6	12.03	14.57	13.45	14.02	22.38	2.03	8.07	3.71	1.35	0.91
18:3 n6	0.23	0.60	0.68	0.27	0.54	0.17	0.39	0.33	0.41	TR
18:3 n3	1.71	4.57	2.25	1.17	2.06	0.88	0.86	2.69	0.76	4.46
18:4 n3	0.17	0.73	0.22	0.15	0.32	0.64	0.56	1.97	0.42	10.60
20:2 n6	0.55	0.97	0.68	1.82	0.67	0.47	0.18	0.42	0.19	0.20
20:3 n6	TR	TR	0.75	TR	TR	TR	TR	TR	TR	TR
20:4 n6	1.04	2.74	1.69	1.78	0.36	0.28	0.98	4.48	1.84	0.78
20:3 n3	0.36	0.69	0.55	1.19	0.21	TR	0.17	0.47	TR	1.33
20:4 n3	0.24	0.94	0.33	0.33	0.36	0.55	0.38	0.62	0.66	0.47
20:5 n3	1.14	3.46	0.77	0.57	1.12	5.30	3.94	9.07	3.21	0.77
21:5 n3	0.32	0.40	1.11	0.32	0.16	TR	1.08	0.83	0.59	0.09
22:5 n6	0.21	0.97	1.50	0.67	0.49	1.51	0.50	0.76	0.98	0.18
22:5 n3	0.50	0.89	2.01	1.04	1.35	2.79	2.19	1.17	2.01	0.33
22:6 n3	6.07	3.41	3.48	3.36	3.21	16.61	10.35	7.04	10.23	1.35
PUFA	25.42	34.48	29.60	26.70	33.74	31.49	29.66	43.60	22.64	21.47
n-3%	10.49	14.64	10.71	8.03	8.79	25.44	19.45	33.80	17.87	19.40
n-6%	14.93	19.84	18.76	18.57	24.95	6.06	10.13	9.70	4.77	2.07
n-3/n-6	0.70	0.74	0.57	0.44	0.35	4.20	1.93	3.48	3.75	9.30

資料來源：台灣營養學會會誌。

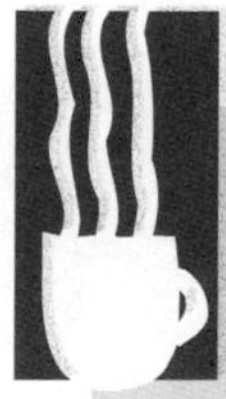

問題與討論

1.老化在皮膚、骨關節、腦部及血管的主要影響為何？

2.性荷爾蒙退化對人體有何影響？

3.誘發身體產生慢性發炎的原因為何？

4.試列舉補氣、補血的藥膳各二。

5.試列舉含膠質較多之食品六種，有何效應？

6.吃卵磷質有何好處？

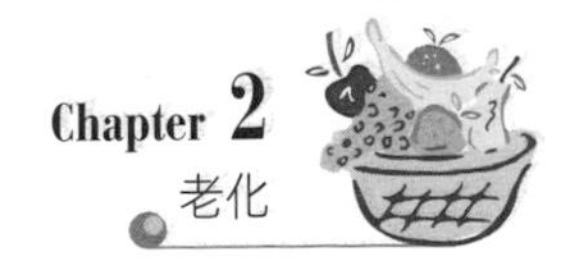

參考書目

利浦·米勒醫師、延壽基金會（2008）。《真的不會老》。天下雜誌出版。

劉麗雲（2010）。《保健食品特論》。秀威資訊科技股份有限公司。

趙蓓敏、鄧樹玫（1996）。〈台灣常見食用魚類之脂質、脂肪酸組成及膽固醇含量調查〉。《臺灣營養學會雜誌》，第21卷第2期，頁149-159。

Christopher Lewis, "Theories on the Causes of Aging", http://libertyzone.com/hz-aging.html

Liu, L.Y. & Lee, M. H. (1996). Effect of hen's age on the composition of yolk lipid. *Food Science, 23*(2), pp. 168-173.

Liu, L.Y., Huang, P. C., & Lee, M. H. (1996). Effect of yolk ethanol extract on plasma and liver lipids. *Journal of the Chinese Agricultural Chemical Society, 34*(3), pp. 371-381.

Liu, L. Y., Huang, P. C., & Lee, M. H. (1999). The effect of yolk lecithin on plasma and liver lipids of hyperlipidemic rats. *Journal of the Chinese Agricultural Chemical Society, 37*(3), pp. 306-318.

Liu, L.Y., Huang, P. C., & Lee, M. H. (1996). Effect of various products of chicken egg yolk lipid on plasma and liver lipids. *Journal of the Chinese Agricultural Chemical Society, 34*(5), pp. 626-637.

Wilson, T. M., & Tanaka, H. (2000). Meta-analysis of the age-associated decline Inmaximal aerobic capacity in men relation to training status. *American Journal of Physiology-Heart and Circulatory Physiology, 278*(3). H829-34.http://www.ncbi.nlm.nih.gov/pubmed/10710351

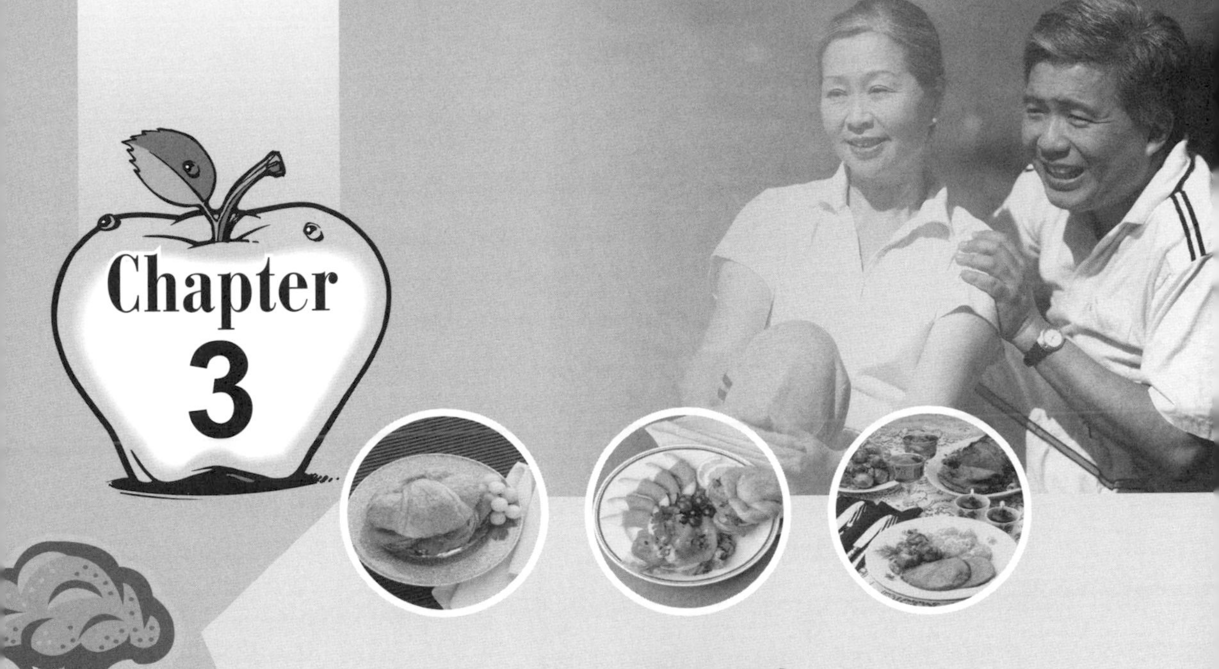

肥胖

徐近平　陳皇光

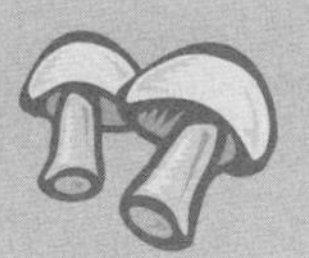

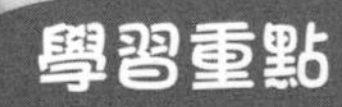

- 肥胖的定義為何？評估肥胖有哪些方法及工具？
- 肥胖對健康的影響為何？
- 肥胖的原因為何？如何減重？
- 如何計算個人標準體重及每日消耗的熱量？
- 肥胖者之營養照顧
- 肥胖者如何控制飲食？

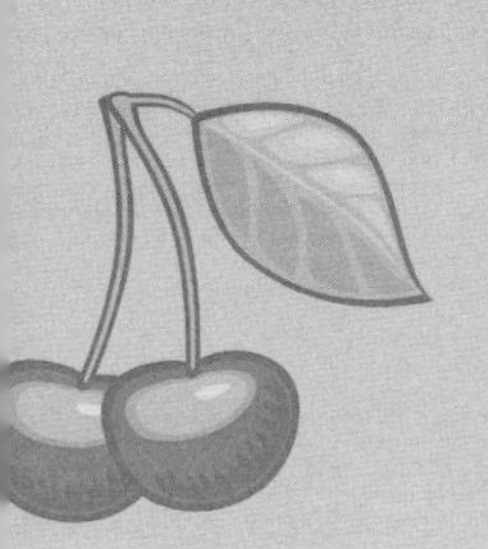

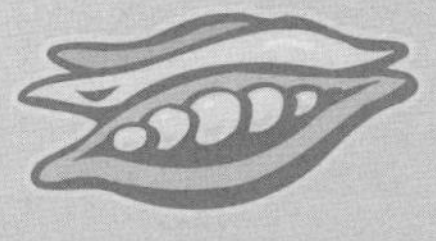

隨著年齡增長與性荷爾蒙的衰退，身體容易堆積過多內臟脂肪，使身體胰島素不能正常發揮作用，於是形成高血糖、高血壓與高血脂同時出現的代謝症候群，未來將是糖尿病與重大心血管疾病的高危險群。肥胖同時也是導致高尿酸、脂肪肝炎、逆流性食道炎、性荷爾蒙失調、退化性關節炎、呼吸中止症候群、癌症發生及社會形象受損的最重要原因，可以說是老化的一個最重要的課題。所在本章將學習標準體重的計算、肥胖的定義、肥胖的相關檢測、肥胖對健康的影響及如何透過飲食中各種營養素及熱量的調配來控制體重的方法。

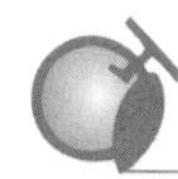

第一節　標準體重的計算

一、世界衛生組織對於標準體重計算方法

世界衛生組織（WHO）對於標準體重計算方法如下：

男性：（身高cm－80）×70%＝標準體重
女性：（身高cm－70）×60%＝標準體重
標準體重正負10%為正常體重
標準體重正負10～20%為體重過重或過輕
標準體重正負20%以上為肥胖或體重不足

舉例來說：

172公分男性的標準體重＝（172－80）×0.7=64.4公斤，正常體重範圍介於58～70公斤。

160公分女性的標準體重＝（160－70）×0.6=54公斤，正常體重範圍介於49～59公斤。

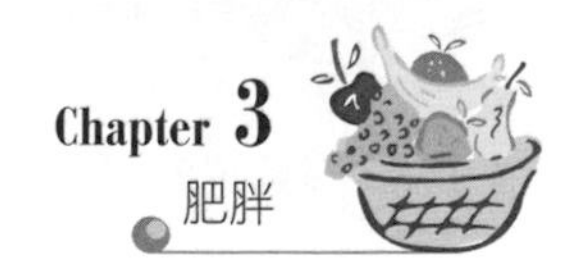

二、什麼是「身體質量指數」？

「身體質量指數」（Body Mass Index, BMI）是世界衛生組織建議用來判定肥胖程度的一種簡單經濟的方法，BMI指數愈高，罹患肥胖相關疾病的機率也就愈高。

身體質量指數計算公式：

體重／身高平方（體重單位為公斤；身高單位為公尺）

舉例來說，體重75公斤、身高172公分的男性，其BMI＝75 / $(1.72)^2$ ＝25.35kg/m^2。

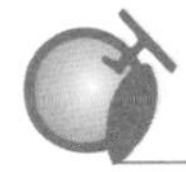

第二節　什麼是肥胖？

一、什麼是肥胖？

當過多脂肪儲存在體內導致健康問題，我們稱之為「肥胖」（Obesity）。

世界衛生組織對肥胖的定義為：身體質量指數（BMI）大於等於25稱為「體重過重」（Overweight）；身體質量指數大於等於30稱為「肥胖」。

衛生福利部國民健康署修正體重過重及肥胖定義如**表3-1**（含18歲以上）。

表3-1　體重過重及肥胖之定義

18歲（含）以上的成人BMI範圍值	體重是否正常
BMI＜$18.5kg/m^2$	體重過輕
$18.5kg/m^2$≤BMI＜$24kg/m^2$	健康體重
$24kg/m^2$≤BMI＜$27kg/m^2$	體重過重
BMI≥$27kg/m^2$	肥胖

二、體脂肪率

男性的必要體脂肪約體重的3%，而女性約為體重的12%（McArdle等，1996）。

理想體脂肪率並無標準定義，依據中華民國肥胖研究學會的建議如表3-2。

表3-2　體脂肪率

性別	小於30歲理想值	大於30歲理想值	肥胖
男性	14～20%	17～23%	25%以上
女性	17～24%	20～27%	30%以上

三、腰圍

因為腹部脂肪與代謝症候群的發生息息相關，所以建議國人理想的腰圍如下：

男性腰圍：小於90公分
女性腰圍：小於80公分

四、腰臀比

人體脂肪堆積於大腿及臀部，稱之為雌性脂肪（Gynoid Fat），此處的脂肪過多會形成所謂的梨型身材或梨型肥胖（Pear-shaped Obesity）；而當脂肪堆積在腹部及軀幹為主，稱之為雄性脂肪（Android Fat），此處脂肪堆積過多，稱之為蘋果型身材、蘋果型肥胖（Apple-shaped Obesity）或中心型肥胖（Central Obesity）。後者易發生於男性，也容易造成心血管疾病的風險。

若想測人體雄性脂肪與雌性脂肪的分布可用雙能量X光吸收儀（Dual-Energy X-ray Absorptiometry, DEXA）來檢查，但也可以用較簡易的腰臀比（Waist to Hip Ratio）來做測試：

腰臀比＝腰圍÷臀圍

當男性腰臀比超過0.95或女性超過0.85，則較易罹患高血壓、糖尿病、高血脂症及心血管疾病。

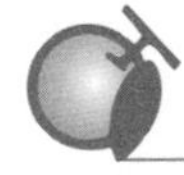

第三節　肥胖對健康的影響

一、體重過重或肥胖的盛行率

據世界衛生組織2008年統計，全世界有十五億人有體重過重問題，其中兩億名男性及三億女性有肥胖問題。

依據我國「2005-2008年國民營養健康狀況變遷調查」，成人過重及肥胖盛行率為44.1%，其中男性比率為50.8%、女性比率為36.9%。

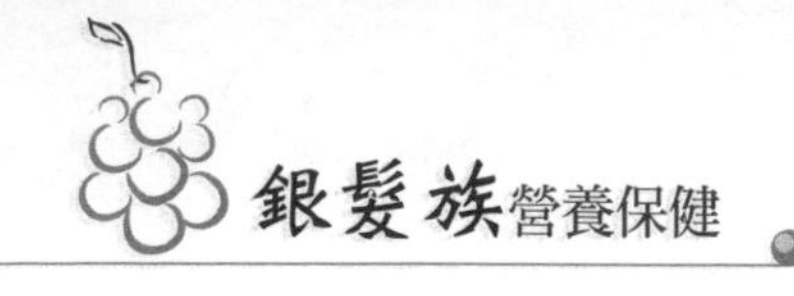

二、肥胖與代謝異常

1.代謝症候群：高血糖、高血壓、高血脂（三酸甘油酯偏高及高密度脂蛋白偏低）。

2.高尿酸血症（Hyperuricemia）。

3.男女性荷爾蒙代謝異常。

三、肥胖對健康的影響

肥胖對健康影響主要為下面幾類疾病：

1.心血管疾病：冠狀動脈心臟病、中風。

2.糖尿病。

3.骨關節疾病：退化性關節炎。

4.癌症：乳癌、大腸癌與子宮內膜癌。

5.其他：痛風（Gout）、慢性腎臟病、脂肪肝、逆流性食道炎、睡眠呼吸終止症候群等。

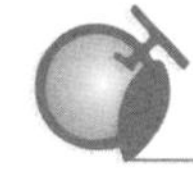

第四節　肥胖的原因

肥胖的主因為攝取的熱量遠大於消耗的熱量，過多的熱量以脂肪形式儲存於體內，因此形成肥胖的現象。肥胖的主因如下：

1.攝取過多熱量：攝取過多高脂肪、高糖及高鹽分食物，而維生素、礦物質及其他營養素卻攝取不足。

2.習慣於靜態工作性質、搭乘交通工具及都市化的生活，導致運動量嚴重不足。

3.特殊疾病或原因：腎上腺腫瘤（例如庫欣氏病）、藥物副作用（例

如類固醇)、心理疾病(暴食症)、荷爾蒙疾病(甲狀腺低下、多囊卵巢症)等。

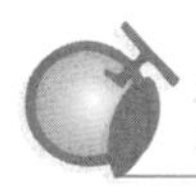

第五節　如何計算每日消耗的熱量

計算熱量有很多公式,在此用最簡易的方法計算(國民健康署),請參考**表3-3**、**表3-4**。

表3-3　熱量計算公式

每天活動量	體重過輕者所需熱量	體重正常者所需熱量	體重過重或肥胖者所需熱量
輕度工作	35大卡×目前體重(公斤)	30大卡×目前體重(公斤)	20～25大卡×目前體重(公斤)
中度工作	40大卡×目前體重(公斤)	35大卡×目前體重(公斤)	30大卡×目前體重(公斤)
重度工作	45大卡×目前體重(公斤)	40大卡×目前體重(公斤)	35大卡×目前體重(公斤)

表3-4　每日活動量表

每天活動量	活動種類
輕度工作	大部分從事靜態或坐著的工作
中度工作	例如家庭主婦、坐辦公室的上班族、售貨員
重度工作	從事機械操作、接待或家事等站立活動較多的工作

舉例來說,若一位身高172公分體重75公斤的男性,工作性質為辦公室文書工作。經計算得知其BMI已經超過25,屬於體重過重者,而其工作性質為輕度工作,則其每日消耗的熱量為:75×20～75×25=1,500～1,875大卡。

若此人每日攝取多餘1,875大卡以上,則體重將逐漸增加,反之若能控制在1,500大卡之下,或增加運動量,則體重就會逐漸減輕。

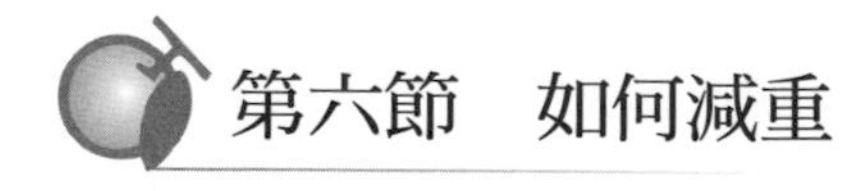

第六節　如何減重

一、減重目標

目標可以設在正常體重範圍（標準體重加減10%）。

二、理想減重速度

每週以減重0.5公斤至1公斤為宜。減重速度超過每週1公斤時，將會減損非脂肪重量，如肌肉、骨骼及水分。

三、熱量與體重的換算

每減少7,700大卡熱量（利用飲食控制或運動消耗），就可減1公斤體重。簡單地說，若每天利用節食及運動方法讓身體每天攝取的熱量比每日應消耗的熱量少約400大卡，則十天後約減少4,000大卡攝取，約可減輕0.5公斤體重。

四、減重者每天熱量不得低於多少卡？

除非在醫師及營養師的許可下，控制體重時，建議每日攝取熱量不可低於1,200大卡。

五、運動建議

美國運動醫學會（American College of Sports Medicine, ACSM）建議每週150～250分鐘（即每週五天，每天至少30分鐘）的中等強度運動

表3-5　不同運動項目／體重的熱量消耗速率

運動項目／體重	50公斤	55公斤	60公斤	65公斤
騎腳踏車（8.8公里／小時）	75	82.5	90	97.5
走路（4公里／小時）	77.4	85.2	93	100.8
伸展運動	63	69	75	81
高爾夫球	92.4	101.7	111	120
保齡球	99.9	110.1	120	129.9
快走（6公里／小時）	110.1	120.9	132	143.1
划船（4公里／小時）	110.1	120.9	132	143.1
有氧舞蹈	126	138	150	162
羽毛球	127.5	140.4	153	165.9
排球	127.5	140.4	153	165.9
乒乓球	132.6	145.8	159	172.2
網球	155.1	170.4	186	201.6
溜直排輪	201	219	240	261
跳繩（60～80下／分鐘）	225	247.5	270	292.5
慢跑（145公尺／分鐘）	235	258.5	282	305.5
拳擊	285	313.5	342	370.5
蛙式游泳	297	324	354	384
自由式游泳	435	480	525	567

（每週消耗1,200～2,000大卡），能幫助減重及避免體重上升。不同運動種類及不同體重都會影響到熱量的消耗速率。**表3-5**摘自國民健康署，提供讀者作為參考。

六、結論

除非由減重專科醫師的仔細評估，儘量不要使用藥物或手術方法減重。很多民眾為了求快，不小心會使用到非法減肥藥。這些藥品經常含有安非他命、緩瀉劑、利尿劑、甲狀腺素等藥品成分。這些藥品有時候會造成嚴重的不良反應，如頭痛、興奮、失眠、不安、噁心、嘔吐、腹瀉、腹痛、心悸、肌肉無力、精神錯亂、腎衰竭、虛弱、癱瘓、心跳不規則，甚至有死亡的危險。

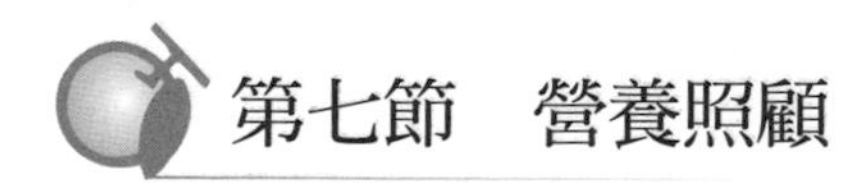

第七節　營養照顧

每日攝取食物的熱量大於消耗的熱量，剩餘下來的熱量，即轉變為體脂肪，堆積於皮下與身體組織內，日積月累就會造成肥胖，所以，要控制體重，就必須注意平時吃的食物種類與量的多少。

一、符合健康原則的減重飲食

符合健康原則的減重飲食如下：

(一)每天儘量吃到六大類食物

全穀根莖澱粉類、奶類、水果類、蔬菜類、豆魚蛋肉類、油脂及堅果種子類六大類食物，各類食物各含有不同的營養素，我們應每天儘量的吃到這六大類的食物，才能維持均衡的營養，保持健康的身體，不可節食或禁食某一類食物，唯有均衡而不過量或偏頗的攝食六大類食物，才是正確的。

(二)多變化選擇各類食物

食物依營養素含量的情形分成六大類，每大類的食物各有許多的食物，例如全穀根莖類包含米、小麥、大麥、燕麥、蕎麥、黑麥、玉米、高粱、小米、薏仁等五穀雜糧，以及甘藷、馬鈴薯、芋頭、山藥等根莖澱粉類。

蔬菜類有胡蘿蔔、蘿蔔、牛蒡、竹筍、蘆筍、茭白筍、芹菜、菜

心、菠菜、空心菜、青江菜、油菜、芥菜、芥藍菜、小白菜、大白菜、高麗菜、青花菜、白花菜、茄子、青椒、番茄、絲瓜、冬瓜、苦瓜、小黃瓜、大黃瓜、香菇、洋菇、草菇、金針菇、蠔菇、木耳、海帶、紫菜、金針、綠豆芽、黃豆芽、四季豆、菜豆、毛豆、碗豆、甜豆等。

水果有橘子、柳丁、檸檬、葡萄柚、柚子、文旦、金棗、番石榴、芒果、木瓜、柿子、鳳梨、蘋果、梨子、水蜜桃、草莓、蓮霧、西瓜、哈密瓜、香蕉、龍眼、荔枝等。

肉類（Meat）有豬肉、牛肉、羊肉、雞肉、鴨肉、鵝肉等。魚類包括各式的魚及蝦、蟹、貝與軟體動物（如烏賊、章魚、魷魚）。蛋類有雞蛋、鴨蛋、鵪鶉蛋等。豆類為黃豆與黃豆的加工品，如豆腐、豆干、素雞、油豆腐、豆包、豆花、豆漿等。

奶類包括牛奶、羊奶及奶製品、發酵乳、乳酪等。

油脂及堅果種子類為各式烹調用油及堅果類，如核桃、腰果、杏仁、松子、胡桃、芝麻等。

各類食物種類很多，每天從各類食物中選擇幾種食用，經常變換食物種類且每天吃的食物種類越多越好，三餐合計能有二十種以上的食物更好，不要只吃喜歡吃的少數食物。例如中餐吃紅燒雞肉、番茄炒蛋、炒青菜，剩的紅燒雞肉，晚餐就可加些筍子、香菇增加香味與纖維，再配上青椒炒肉絲或木耳燒豆腐、開陽白菜。每餐吃的食物種類不同且多類的食物一起吃，可同時吸收利用各類食物中的營養素，以達到營養素能充分被利用的目的，並提高其吸收效率也可達到均衡營養的要求。

(三)每日1～2杯奶

奶類含有優質的蛋白質與豐富的鈣與維生素B_2，每日飲用1～2杯的牛奶可補充國人飲食中較缺少的鈣，以避免骨質疏鬆症（Osteoporosis），所飲用的乳類最好為低脂類乳（鮮奶或奶粉），低脂乳品脂肪含量較少，熱量較低。

(四)主食多選擇全穀類

主食是不可缺少的，為主要供給熱量的食物，所需熱量的58～68%應來自於五穀類才是正常的飲食。不可為了降低熱量的攝取而不吃主食類，熱量來自於蛋白質與脂肪是會增加生理的負擔。主食類選擇全穀類（糙米、胚芽米、燕麥等）代替精製的穀類，例如以五穀雜糧飯取代白米飯、全麥吐司替代白吐司，如此可提供豐富的維生素、礦物質及纖維。

(五)適量攝取肉類，避免肥肉、內臟與肉類加工品

肉類主要為供給修補身體組織及汰舊換新所需要的蛋白質，需要量只占熱量的10～14%即可，不需太多。要避免肥肉與皮，以低脂的瘦肉或魚為主。內臟含有較多的膽固醇，對血膽固醇含量高的中老年人較不宜，要少食用。加工類肉類常會添加些添加物，以增加其保存性或商品價值，而這些物質全為人工化學物質，最好少用，以生鮮的食物較好。

(六)每日至少五蔬果

蔬菜、水果不但有各種不同的顏色（紅、橙、黃、綠、白、紫……），又有不同的香氣，具有不同的質感（軟、硬、酥、脆……），更含有豐富的維生素、礦物質及膳食纖維，每餐多用蔬菜、水果可增加進餐時餐桌上菜餚的色、香、味，又因其中含有的化合物（稱之為植物性化學成分），能消除自由基、延遲細胞老化、增強免疫力、維持身體機能正常。膳食纖維在腸胃道中可與膽固醇結合，降低膽固醇被吸收，避免產生動脈硬化，同時纖維不被消化吸收、不具熱量又可增加飽足感，為需要控制體重的人應多攝食的食材，尤以含纖維高的蔬菜、水果及全穀類為佳。

蔬菜、水果的攝取量，每人每日至少要有5份以上，蔬菜每天攝食量半斤以上、水果2份。對經常外食的人來說，蔬菜、水果的攝取量常不

夠，肉類攝取量較多，因此蛋白質與脂肪的含量高，需特別留心注意。

(七)油脂要節制

烹調時儘量選擇植物油，避免使用動物性油（如豬油、牛油、奶油）且用油量要節制，烹調方法以蒸、煮、燙、滷、烤、涼拌等少油的方式，以減少油脂的攝食。

堅果類的腰果、核桃、杏仁、松子、瓜子、胡桃等皆含有超過60%的脂肪，它們可替代部分的油脂，尤其在吃全素的人，動物性蛋白質食物的肉、魚、蛋、奶皆不吃，只以黃豆與麵筋蛋白為蛋白質來源時，需要增加蛋白質的來源種類，可從堅果類來補充部分蛋白質，但要注意控制量，不宜過多，以免油脂攝食過多、熱量太高。

(八)減少糖分的添加與甜食

加了糖（砂糖、果糖、麥芽糖、葡萄糖）的飲料與甜食，吃了不但容易蛀牙，同時熱量也較高。

(九)定時定量，不吃宵夜

三餐定食定量，不可有一餐沒一餐的，也不可暴飲暴食，晚餐在下午九時之前用餐完畢，不宜太晚吃，以免食物還來不及消化完就睡覺休息，形成脂肪堆積下來而肥胖。

(十)利用低熱量食品來增加飽足感

飲食時可攝食低熱量食品的蔬菜類、水果類，或以海菜、果膠、洋菜、蒟蒻製品，來增加食物量的體積，增加飽足感，不致於因吃的量少或油脂攝取量少，容易感到飢餓，而又吃了多量的食物。

(十一)避免重口味食物

重口味的辣或調味濃的菜餚，有刺激食慾、增加食物攝取量的作用，要避免之。選用清淡的食物一方面對健康有利，另一方面吃的量不會過多，同時也能吃出食物的原味。

(十二)限制酒量攝取

酒中含有酒精，每一公克酒精可產生7卡的熱量，比醣類與蛋白質產生的熱量還高，喝酒時的下酒小菜常為調味較濃的小菜或花生，皆為不適宜於控制體重的菜餚。酒喝多了，不但熱量高，也會影響到攝食其他類的食物，容易造成營養不均衡的情形，故在宴會時，喝酒要有節制，每餐酒的飲用量不可超過罐裝啤酒一罐，或紅酒120cc.一杯，或高粱、XO等烈酒一小杯（約30cc.）。

二、如何做好飲食控制

(一)靈活的選擇食物

◆同一類別的食物，選擇熱量較低者

食物中有的含熱量很高，主成分是油、脂肪和糖類，除了供給熱量外，其他營養素含量極少，營養價值極低，被稱為空有熱量食物（也被稱為垃圾食物），如碳酸飲料（汽水、可樂、西打、沙士）、糖果、巧克力，這類食物最好不要吃。

同一類別的食物，儘量選擇熱量較低者食用。例如：選用水餃以取代鍋貼，因水餃為水煮的方式而鍋貼為油煎的，故鍋貼的熱含量較水餃高。吃湯麵（不喝湯）取代炒麵或乾麵，因炒麵與乾麵皆需要用油，以增加香味及避免黏在一起。以天使蛋糕（製作配方中完全不含油）取代重奶油的蛋糕與西點。用低脂奶（脂肪含量為全脂奶的一半）取代果汁奶（含有糖熱量較高）或全脂奶。用新鮮水果取代果汁（包括鮮榨果汁），因一杯現榨果汁需要用到多個水果才能有足夠的量，同時喝果汁的速度很快，往往在很短的時間就可喝下多量，相較之下，吃水果不會短時間吃下很多的量。用烤或滷雞塊取代炸雞塊（尤其是沾了裹粉後炸的食物，吸油量高，熱量自然就更高）。

◆少選脂肪含量高的食物

油脂類、堅果種子類（如瓜子、杏仁、花生、腰果、芝麻、核桃）、豬肉及其加工品（貢丸、香腸、熱狗……）、油炸的豆製品（油豆腐、油炸豆包……）、油炸麵筋製品、油炸點心、重奶油蛋糕、酥餅、油酥點心等的脂肪含量皆較高，熱量也較高，要控制熱量的攝取，就要少選脂肪含量高的食物。以油炸、油煎的方式烹調食物會吸附較多的脂肪，也需少吃。

◆多選富含食物纖維的食物

主食類選用粗糙五穀類（五穀雜糧飯、糙米飯、全麥麵粉製作的麵包、饅頭、麵條）以代替精製之食品（白米飯、白麵包、白麵條）。多吃蔬菜，蔬菜含有豐富的纖維，纖維多的食品，體積大有飽腹感，可減少攝食其他食物，同時會降低小腸對食物的吸收率，且含熱量低，又含有很多的抗氧化物質，每天每個人至少要吃到半斤重的蔬菜，才夠我們的需要量，能夠多些更好。

減少吃精製食品及甜食，如蛋糕、餅乾、糖果等零食，它們幾乎不含纖維，熱量又高，吃了它們只有增加負擔。以豆類（黃豆及其加工品）取代部分肉類，作為蛋白質的來源。吃水果時儘量避免去皮、吐渣，也可攝食到較多的纖維。

◆不要把零食當作點心

點心與零食是不同的，點心是身體需要的，可以補充正餐不足的食物。食物分量不宜多，熱量不需太高，具有補充營養和糾正偏食的作用，食用時間不可影響正餐進食。而零食是人體生理不需要的，僅為滿足口慾或社交性的食品。並且少喝糖類飲料，以開水、烏龍茶取代含糖飲料，以減少熱量。

(二)進食技巧

◆三餐定時定量

三餐一定要吃，先餓一、二餐再大吃一頓，往往會吃的特別多，也會吃進許多在平時不吃的高熱量食物。一天只吃一餐或兩餐，容易產生補償心理，會吃的多些或是不斷的想吃，因此吃的食物熱量往往比吃三餐的飯菜量還要高。同時為了要控制用餐時的食物量，先將菜餚放在一個餐盤內，以免吃了過多量的食物。

◆改變進餐順序

先喝湯，以無油的熱湯為優選，用湯匙慢慢的喝，先喝湯，可抑制胃的飢餓感，尤其熱湯效果更好，喝完湯後再吃其他食物會少吃一點外，更能理智的選擇食物。再吃青菜（以清淡青菜為主），肉類和飯最後吃，且小口小口的慢慢吃。

◆改變食物的選擇

1.去除雞皮、鴨皮、肥肉，只吃瘦肉。
2.選擇帶骨、帶殼的肉類或水產品吃，因食用時需去殼、去骨，可降低吃的速度，不致於一下子吃了許多量。
3.少吃絞肉製品（如漢堡、肉丸或獅子頭），它們的肥肉量多、熱量高，且容易一下子吃太多。
4.儘量不要選大塊的魚肉或魚排，選擇帶骨、有刺的整條魚，因必須去除魚刺，自然使得吃的速度緩慢。
5.少選大塊的牛排或豬排肉，多選肉絲、肉片等的半葷素菜，可減少些肉，多增加些蔬菜。

6.避免油炸的食物，尤其是沾了粉的油炸食物，它的吸油量是一般油炸物的兩倍。在無法避免時，吃前先要去除外皮。

7.芶芡或大量油爆炒的食物，用清水或清湯沖掉芡汁或油後再吃。

8.不要再額外加油或糖，如吃麵包不要再塗抹奶油或果醬，吃水餃時不要再蘸香油。

9.吃新鮮水果不喝果汁，一杯柳丁汁需要三到四個柳丁才能榨得，一口氣就喝下了，如要一下子吃下三、四個柳丁還真不容易，柳丁一片片的吃也較有滿足感。

10.選用低熱量代用品，如必要時可以選用代糖、低脂沙拉醬、無糖飲料 。

◆其他進食技巧

1.細嚼慢嚥：食物儘量多嚼幾下才吞下，延長進餐時間，以增加飽足感。

2.一定在餐桌上進餐：養成一定在餐桌上進餐的好習慣後就不會隨時隨地想吃東西。

3.不邊吃邊做其他事：專心吃，以避免無意中吃過多的食物。

4.不要以食物作為替代品：生氣或無聊時，不要找東西吃。

5.不要當垃圾桶：烹調食物只烹調足夠的食物量即可，不要煮太多，不讓剩菜都往自己肚子裡塞。

6.吃完東西後立刻刷牙：刷過牙後就不會再想吃東西，可減少吃零食的機會。

7.家裡不要留存零食：家裡不要留存零食，以免看到零食想吃，增加多餘的食物攝食量，增加了熱量。

(三)聰明的外食

◆中式宴會酒席

1.適量：改變觀念，不要覺得沒吃到盡興就太吃虧了，餐宴時吃適當的量，心情愉悅，賓主盡歡達到聯誼效果為主，吃得過量反倒是增加身體的負擔。

2.水或茶是最好的飲料：儘量不要飲用果汁、汽水、可樂等含糖飲料，飲酒也要節制，1公克酒精可產生7卡熱量，故一瓶易開罐的啤酒（355cc.）就有150卡熱量，一杯120cc.的紅酒有180卡熱量，所以最好是以水或茶為飲料。

3.多吃蔬菜：用餐時可多吃每道菜的配料蔬菜（如蘆筍、胡蘿蔔、紅椒、黃椒、筍片等 ）或裝盤配飾的蔬菜（如番茄、小黃瓜、柳丁等）。

4.少吃堅果類：酒席餐桌上常會放瓜子、花生或開心果，這些堅果類的脂肪含量皆很高，熱量也很高。又前菜冷盤中的松子、腰果、核桃也是脂肪含量超過50%以上的食品。

5.不必每道肉都吃：酒席菜餚皆以蛋白質性食物為主（豬、牛、羊、雞、鴨、魚、蝦、蟹、參、鮑、排骨、蹄筋等），每一道菜都吃，會肉類攝取過量，所以每道菜都只吃一小口，或是不要每道肉都吃，選擇幾道喜歡吃的就好，並且儘量選擇雞或魚，不要吃太多豬、牛、羊肉，因同樣重量的瘦肉，豬、牛、羊肉的脂肪含量較雞、魚肉多。

6.勾芡、糖醋菜餚少吃：勾芡食物或糖醋菜餚的湯汁中含有多量的油或糖，應儘量少吃湯汁，取菜時不要用湯匙盛，而是用筷子夾起食物瀝乾汁液再吃，不可將汁液泡飯來吃。

7.高油烹調或脂肪含量高的食物少吃：高油烹調的油炸、油煎食物，如炸蝦球、佛跳牆、五更腸旺、三杯雞等，或獅子頭、紅燒蹄膀、蜜汁火腿等動物性脂肪含量高的食品，應少量食用，可多選用蒸、

煮、烤、滷或清燉、涼拌的菜餚，宴會中的甜、鹹點心常為油炸的春捲、蟹殼黃、棗泥鍋餅等，或是加有大量豬油的芋泥、叉燒酥、八寶飯等，也應少吃些。

◆中式自助餐及麵、飯

1.以蒸、煮、烤、燉、燻、滷的烹調法製作之菜餚用油量較少，是較為適合選用的菜餚。
2.如欲選用油炸的肉類，需選擇可去皮的（如炸雞腿），先去皮後再食用。
3.沾粉或勾芡黏稠的菜不適合。
4.以碎絞肉製成的成品（如肉丸、肉餅、火腿、香腸）或不明成分的食物，不宜選用。
5.多選擇青菜，以增加滿足感，但應先將湯汁瀝乾，以減少油脂的攝取。
6.不點炒飯、炒麵類，因製作時皆要加較多的油，不僅外觀油膩且調味重、香味濃，其熱量也較高，常會不自覺的多吃一些。
7.不可將滷汁或任何湯汁拌飯吃，因湯汁中往往含有多量的油脂。
8.選用清湯代替濃湯，並將湯上的油去除。
9.不要經常選用糖醋、茄汁、醋溜式的菜餚：糖醋、茄汁、醋溜式的菜餚製備方法一般是食材經過醃漬後先油炸，再調味勾芡，都含有多量的油，又加上調味較濃，非常下飯，選用此類菜餚，會胃口大開，經常是欲罷不能的多吃些飯或麵。

◆火鍋

1.湯頭：火鍋的湯頭是鮮美味道主要來源，一般用大骨頭熬的高湯，要將浮油撈出以免太油，可用高麗菜、蘿蔔、胡蘿蔔、芹菜、黃豆芽熬高湯，或是以柴魚片煮湯，皆是很好的湯頭。
2.火鍋料：火鍋料的肉類，一般選用豬、牛、羊肉的為多，但其脂肪含量較高，要少用些，可選用魚或雞肉，但也不宜太多，因動物性肉類皆含有膽固醇，可選用豆腐或凍豆腐來替代部分的肉類。許多類蔬菜很適合用於火鍋中，可多選用些，也可多增加纖維的攝取。另外，市售許多加工的火鍋料（如燕餃、魚餃、蛋餃、魚丸、貢丸、魚板等），用起來很方便，但還是含有多量的脂肪與粉漿，還是要少用。

3.沾醬：吃火鍋不可少的調味料是沾醬，一般常用的沙茶醬、花生醬、芝蔴醬，所含的脂肪很高，使用時最好避開上層的油，並減少用量，且儘量不加蛋黃。可用醬油、醋加些蔥末、蒜末、薑末、紅辣椒、香菜、九層塔、洋蔥末、檸檬汁、味增、芥末等香辛料做沾料，不但熱量低，還另有風味，不妨試試。

◆西餐

1.主食類：吃西餐時的主食麵包，可以選用小餐包或法國麵包，不可再塗抹奶油或夾乳酪，儘量少選用大蒜麵包，因為它含有高量的脂肪。也可選用烤馬鈴薯、通心麵、義大利麵或米飯，不選炸薯條。吃烤馬鈴薯時，儘量不加奶油、培根。通心麵、義大利麵上不要再灑上乳酪粉（起士粉）。

2.主菜：主菜選海鮮或雞肉較佳，因它們含的脂肪較少，量也較小牛排或豬排少，故脂肪含量小。肉類的烹調方法以烤的為主，不要選油炸或焗的，以減少油脂的含量。
由菜餚的菜名，也可判斷是否為高脂的菜，如「白醬」或「青醬」皆加有多量奶油，「白汁」為奶油汁，「焗」為加了奶油或乳酪（起士粉）麵糊一起烤，「派」為酥皮類，這些皆為脂肪含量高的餐點。

3.湯：西餐的湯分濃湯與清湯兩類，濃湯在製做時加了麵粉及奶油，熱量較高，所以，選擇清湯較適宜。酥皮湯上的酥皮，油脂含量很高，應避免。

4.沙拉類：生菜可多吃，但是不宜使用沙拉醬，因為沙拉醬中的脂肪含量很高，在調製沙拉醬時用的油量高達近70%，所以，最好少選已調好味的生菜沙拉，可選用醋、檸檬汁、優格或水果（如百香果汁）調製的低脂醬汁代替沙拉醬。

5.飲料：不要點加了奶精或鮮奶油的飲料（如冰咖啡、卡布其諾咖啡），可以低脂鮮奶代替奶精或鮮奶油。

◆西式速食

1.主餐類：西式速食的主餐以漢堡、炸雞為多，漢堡大多以絞牛肉或豬肉為主材料製作，脂肪含量較高，再加上乳酪（起士）、沙拉醬，脂肪含量與熱量就更高，因此，要儘量選擇沒有加起士或沙拉醬的漢堡。薯條、薯餅、洋蔥圈、炸雞皆為裹粉油炸的，脂肪含量極多，熱量也極高，儘量不選它們。吃炸雞時，可先將外皮去掉，就可減少許多的脂肪與熱量。

2.點心類：速食點心有冰淇淋與派，其脂肪與糖的含量很高，應儘量避免。若吃冰淇淋，可選低脂的冰淇淋，且不可外加脂肪與糖含量皆很高的巧克力醬。

3.湯類：速食店的湯皆為濃湯，是以奶油拌炒麵粉調製而成，脂肪與熱量的含量皆高，應少選用，可以不加糖與奶精的茶或咖啡飲料代替。

4.飲料類：奶昔的熱量也很高，少選它。可樂或西打含糖量多，也應少選。可選用不加糖的咖啡或紅茶。

(四)避免飲食失控的方法

有時會因美食當前毅力不夠，無法確實執行飲食控制而破壞了減重計畫，以下是避免飲食失控的方法：

◆減少食物刺激

1.告訴親友們不要送糖果、餅乾、蛋糕等高熱量的禮盒，代之以水果禮盒。

2.避免經過食品販賣場所，以免受到引誘。

3.吃過飯後就收拾好餐桌、離開餐桌。

4.節制力不好的時候，儘量少參加聚餐活動。

5.定時定量吃三餐，不要沒事常常去翻冰箱。

6.把生活環境中的高熱量食物清空。

◆減少食物敏感度的影響

1.預先計畫每日的飲食：在預計會吃到較豐盛的大餐前後幾天就要吃得清淡些，使前後幾天的平均總熱量不會增加。

2.到餐廳用餐前就先決定好要點的餐點，以免多點。

3.採買時，先寫好採購的食物、量，以免多買。

4.不要在肚子很餓的時候去採買食物，以免因飢餓而買了過量的食物。

5.買需要烹調的生鮮食物，自己烹調，不會添加過量的調味料，不會因過於美味或調味較重而吃了過多量。

◆其他

1.隨時提醒「我要減重」，也告訴親友正在減重中，請他們支持。

2.隨時給自己鼓勵：減重達到某一目標給自己一些獎勵，買件新衣服、心愛的禮物或看場表演，不可購買食物作為犒賞。

(五)想吃怎麼辦

在三餐以外的時間，想吃東西怎麼辦？以下是些建議：

◆喝水

喝水，使胃有飽足感，可緩和飢餓感。

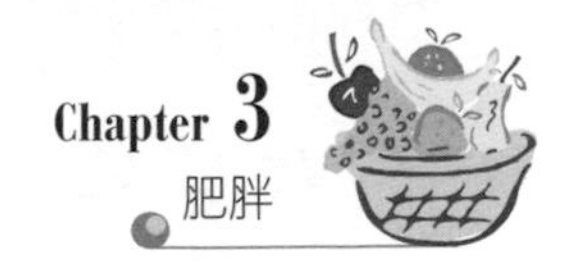

◆吃蔬菜或水果

蔬菜、水果的熱量低，將小黃瓜、西芹、蘿蔔、番茄、青花菜洗淨，切成適當形狀（有些需再汆燙），直接食用或沾些配料吃，或是選用些水果亦可，但是水果含有糖（為天然的葡萄糖或果糖、蔗糖），是有熱量，吃多了還是不宜，要挑選糖分比較少的（較不甜）水果。

◆吃低熱量的點心

愛玉、仙草、果凍等以植物膠、果膠、洋菜或明膠等製作的點心，只要在製作或食用時不要加太多糖，或是添加代糖，就是低熱量的點心。市售的現成品調配太甜、熱量較高，最好自製調配，才能控制熱量。

◆做別的事

想吃的時候，找些事來做，把心思放在活動上，就不會專注在肚子餓上。

(六)說「不」的技巧

國人經常以「聚餐吃飯」為聯絡感情的社交活動，到豪華餐廳、飯店、咖啡廳、速食店等地方聚會，會因環境情況下失去節制，吃下過多或高熱量的食物，所以要能有說「不」的勇氣與技巧。

1.告知理由：告訴親友為了健康，正在施行體重控制，餐會或速食店的食物熱量較高，故不能參加。
2.建議轉向：建議去爬山、打球、跳舞或唱歌等活動。
3.藉故離開：有事，無法參加；減少大吃大喝的活動。

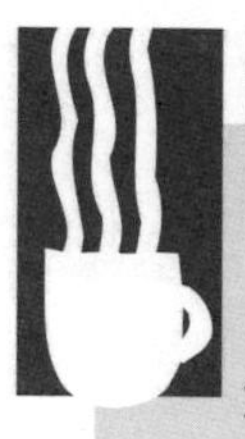

問題與討論

1. 身體質量指數（BMI）如何計算？國民健康署對國人體重過輕及肥胖的定義為何？
2. 何種類型的肥胖容易有心血管疾病的風險？國人理想腰圍的建議值為何？
3. 身高162公分體重75公斤從事中度工作者，每日消耗多少大卡熱量？若開始每日只吃進1,200大卡熱量，施行幾天後體重可減輕1公斤以上？

參考書目

中華民國肥胖協會，http://www.ctaso.org.tw/index0.htm

林薇（1999）。《學生體重控制指導手冊》，頁45-63。台北：教育部體育司。

國民健康局（2007）。《代謝症候群防治工作手冊》。台北：衛生福利部國民健康署。

國民健康局肥胖防治網，http://www.bhp.doh.gov.tw/BHPnet/Portal/

曾育慧譯（2011），Donald Hensrud, M. D., M. P. H.著。《健康享瘦：體重管理專家最想教你的不復胖減重法》。台北：商周。

臺大醫院營養部（2000）。《家庭營養師：台大營養師教你如何吃出健康》（一版），頁71-83。台北：天下雜誌。

"Android and Gynoid Fat Ratio: What it means for your health…", http://dexafit.com/android-and-gynoid-fat-what-do-these-markers-mean-on-my-dxa-result

Obesity, http://health.hpathy.com/obesity-cause-symptoms-treatment-cure.asp

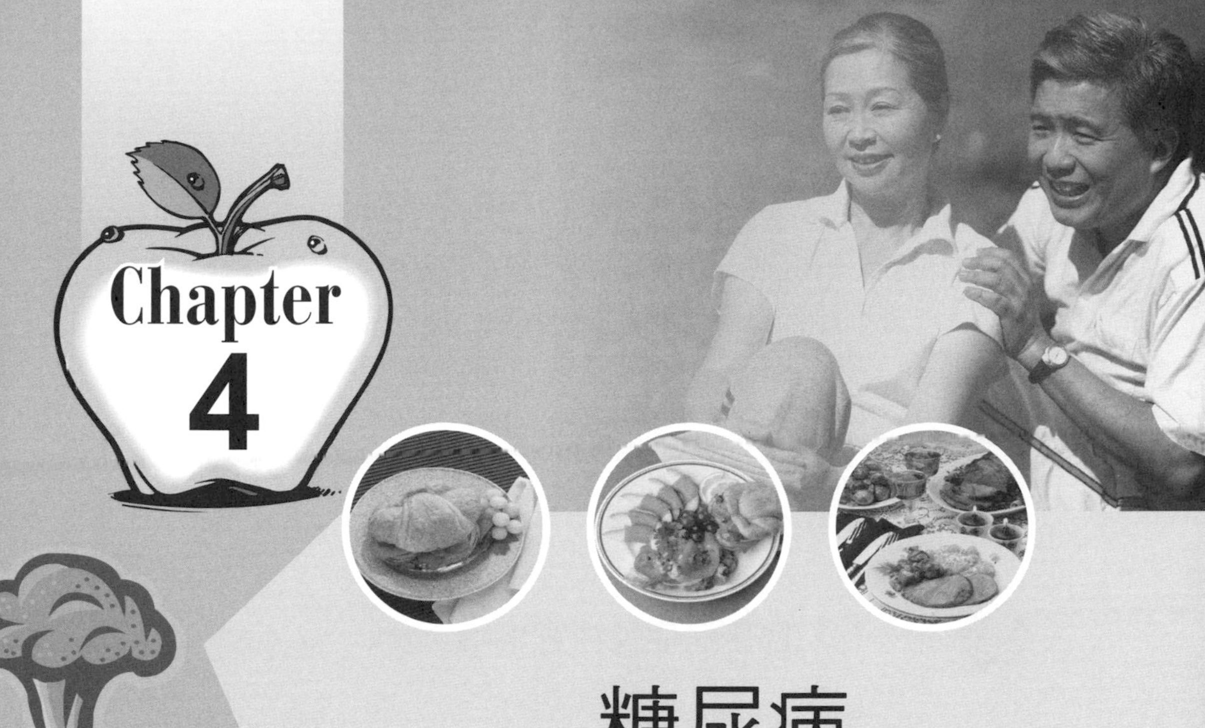

糖尿病

陳皇光　黃惠宇

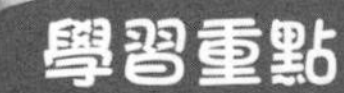

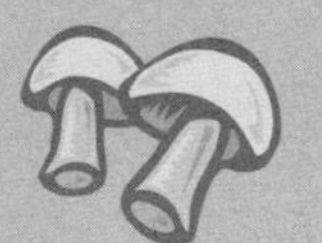

- 什麼是血糖？血糖如何測量？
- 糖尿病的診斷標準為何？
- 糖尿病如何分類？症狀及併發症為何？
- 第二型糖尿病的危險因子為何？如何預防與治療？
- 血糖控制飲食指引
- 影響升糖指數的因子
- 糖尿病患者之營養照顧

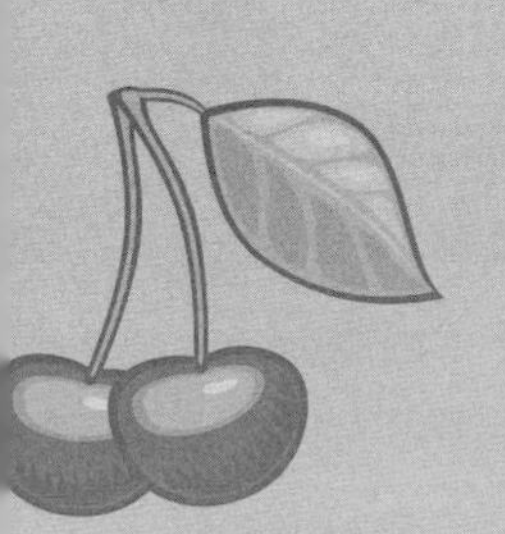

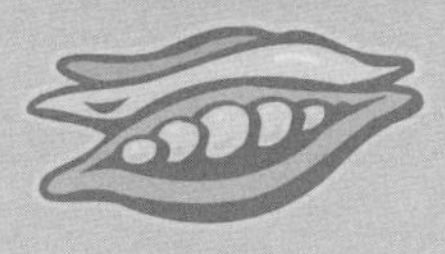

糖尿病引起的相關死因，近年來已經高踞排行榜第四名，所以這一是個相當重要的公共衛生議題。第二型糖尿病是成年人盛行率最高的類型，與遺傳、老化、肥胖與缺乏運動息息相關。若糖尿病未受良好控制，則可能導致心血管疾病、眼睛病變、腎臟病變、神經病變、免疫力下降與末梢循環阻塞，影響生活品質甚鉅。所以本章的學習重點在於認識糖尿病的診斷、分類、危險因子、併發症及如何透過運動、體重控制與營養調整來預防糖尿病的發生與防止糖尿病併發症的產生。

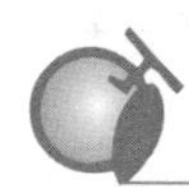

第一節　臨床病症及注意事項

一、糖尿病

(一)什麼是血糖？

血糖一般指的是血液中葡萄糖的濃度，而葡萄糖是身體各種生理活動最重要的能量來源。

葡萄糖一般經由食物消化後，由腸道吸收，經過肝臟的處理及胰島素的作用，進入身體細胞。

(二)胰島素的功能與糖尿病

糖尿病又稱消渴症，是由於人體無法製造或正常使用胰島素，導致人體無法正常的代謝葡萄糖，人體無法獲得所需的能量，並使得血液中的葡萄糖（血糖）濃度升高，進而損害人體及其各個系統，引發各種急性和慢性併發症。

胰島素由胰臟的蘭氏小島（Islet of Langerhans）中的β細胞所分泌，主要作用在調節體內的葡萄糖及脂肪的代謝。胰島素可將血液中的葡萄糖帶入肝臟及肌肉細胞中以肝醣形式儲存。當血液中的胰島素濃度不足或

周邊細胞對胰島素不再反應敏銳（胰島素阻抗，Insulin Resistance），就會讓血液中的葡萄糖無法順利進入體內細胞中，因此血液中葡萄糖濃度增加，就形成了糖尿病。

(三)糖尿病的分類

1.第一型糖尿病（Type 1 diabetes）：缺乏胰島素分泌所引起。可發生在任何年齡，與免疫系統有關，發病迅速，但盛行率不高。

2.第二型糖尿病（Type 2 diabetes）：身體產生胰島素阻抗所引起，胰島素分泌可以是過多、正常或不足。一般發生於肥胖且缺乏運動的成年人，發病過程緩慢，有強烈遺傳因素，盛行率高，占糖尿病人的90～95%。

3.妊娠糖尿病（Gestational diabetes）：懷孕婦女有2～5%會出現妊娠糖尿病，而其中20～25%會在將來發展成第二型糖尿病。

4.其他。

(四)血糖的測量與糖尿病的篩檢方法

◆血糖的測量

一般在空腹八小時後所測量的靜脈血糖稱為空腹血漿血糖（Fasting Plasma Glucose, FPG, AC sugar）；進食兩小時後所測得的血糖稱為飯後血漿血糖（Postprandial Plasma Glucose, PPG, PC sugar）〔註：一般由靜脈血管抽出的血液，經實驗室分離出血漿後所測出的血糖值稱為血漿血糖值，我們文章內所稱的血糖值都是以這種方法為標準。若直接由用採血針刺手指然後用試紙收集，置入小型儀器測得的血糖稱為微血管（全血）血糖，適合在家裡進行。但血漿血糖值一般要比微血管血糖值略高10～15%〕。

◆糖化血紅素（HbA1c）

血液中的葡萄糖可進入紅血球中直接和血紅素結合，形成糖化血紅素。當血糖越高，葡萄糖和血紅素結合就越多，糖化血紅素的百分比就越高。因紅血球的壽命是一百二十天左右，所以可用來反應糖化血紅素最近三個月中的血糖濃度。也可利用糖化血紅素估算出最近三個月的平均血糖值（估計平均血糖數值，Estimated Average Glucose, eAG），如**表4-1**所示。

表4-1　利用糖化血紅素估算平均血糖值

糖化血紅素（HbA1c）	估計平均血糖數值（eAG）	估計血糖數值範圍
12	298	240～347
11	269	217～314
10	240	193～282
9	212	170～249
8	183	147～217
7	154	123～185
6	126	100～152
5	97	76～120

◆尿糖

血液中的葡萄糖可由腎臟內的腎絲球濾出，但多半還會再被回收進體內。但若血液中的葡萄糖濃度過高，超過所謂的葡萄糖閾值（約180mg/dL），則有些部分的葡萄糖無法回收，因此出現在尿液中。所以血糖超過閾值後，尿糖的濃度越高。但因為每個人的葡萄糖閾值不同，所以有可能沒糖尿病的人出現尿糖，或者有人閾值太高，已經有糖尿病了，卻沒出現尿糖。所以目前在診斷糖尿病的方法中，並不含尿糖的檢測，只能當作簡易的篩檢方法。

二、臨床症狀

(一)糖尿病的症狀

1.糖尿病初期並未有任何不適症狀，多半是因為體檢而查出罹患糖尿病。所以符合代謝症候群（Metabolic Syndrome）的民眾需要定期（約三個月到半年）追蹤一次包括血糖等相關危險因子。

2.當糖尿病逐漸惡化導致血糖值持續上升時，多半會出現典型糖尿病的症狀：多吃、多喝（劇渴）、多尿卻體重持續下降的狀況。這是因為進食消化後吸收的糖分，無法由胰島素順利帶至細胞中，所以血糖持續上升，腎臟過濾出的糖分濃度越來越高，因滲透壓的關係導致脫水情況發生，所以才會出現體重減輕與劇渴的現象。

3.若血糖持續上升，可能會出現因糖分無法利用過度燃燒體脂肪產生的酮酸中毒（Diabetic Ketoacidosis, DKA），或過度脫水產生高血糖高滲透壓非酮體性昏迷（Hyperglycemic Hyperosmolar Nonketotic coma , HHNK），會有立即的生命危險。

4.低血糖的症狀：糖尿病患經常因為服用藥物卻忘記進食或攝取熱量不足導致低血糖的發生。低血糖主要的症狀為嚴重飢餓感、發抖、心悸及盜汗，嚴重者可導致譫妄或昏迷。有時候比高血糖發作更迅速、更頻繁，且後果更加危險，民眾需要特別注意。

(二)糖尿病的併發症

1.糖尿眼病變。

2.神經病變。

3.腎臟病變。

4.周邊動脈阻塞與足部壞疽。

5.心血管疾病。

6.免疫力下降。

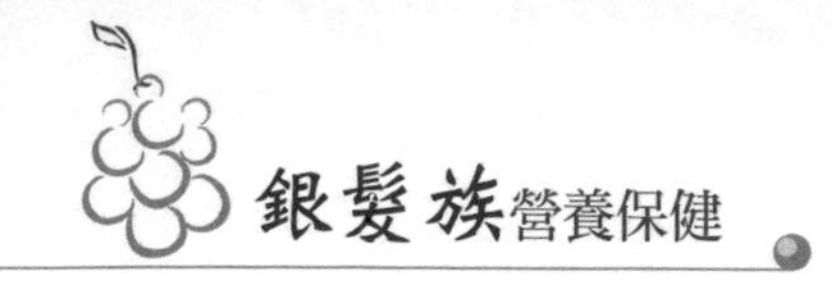

三、引起糖尿病的可能原因

(一)第二型糖尿病危險因子

1.體重過重：最重要的危險因子。脂肪細胞越多，胰島素阻抗越明顯。

2.脂肪分布：腹部（內臟）脂肪越多，越容易導致第二型糖尿病。臀部與大腿的脂肪和糖尿病較無關係。

3.缺乏運動：運動可控制體重，提高肌肉的百分比，減少體脂肪，充分利用體內葡萄糖，並且改善胰島素阻抗的情況。

4.家族病史：父母或兄弟姊妹有第二型糖尿病病史，以後罹患的危險性越高。

5.種族遺傳：黑種人、西班牙裔、美洲印地安人與亞洲人都是盛行率高的種族。

6.年齡：年齡越高，越容易罹患，特別是在45歲以上。

7.糖尿病前期：已經出現飯前血糖異常（介於100～125mg/dL）或口服葡萄糖耐受試驗出現異常者（140～199mg/dL）。

8.曾罹患妊娠糖尿病者。

(二)代謝症候群

當引起胰島素阻抗的原因越來越多時，身體的一些健康指標會出現變化，代表未來罹患糖尿病與心血管疾病的機會越高，我們稱之為代謝症候群。國內代謝症候群的診斷標準有如下五項危險因子，若包含三項或以上者可判定之（其中血壓及空腹血糖值等兩項危險因子之判定，包括依醫師處方使用降血壓或降血糖等藥品，導致血壓或血糖檢驗值正常者，也算是具有危險因子）。

1	腹部肥胖	腰圍：男性≧90 cm、女性≧80 cm
2	高血壓	收縮血壓（SBP）≧130 mmHg 或 舒張血壓（DBP）≧85 mmHg
3	高血糖	空腹血糖值 AC sugar≧100 mg/dl
4	高密度脂蛋白膽固醇（HDL-C）過低	男性<40 mg/dl、女性<50 mg/dl
5	三酸甘油酯（TG）過高	≧150 mg/dl

四、糖尿病的檢測方法

依據2011年美國糖尿病協會（American Diabetes Association, ADA）公布的正常血糖值、糖尿病前期（Pre-diabetes）及糖尿病診斷標準如下：

(一)正常血糖值

正常血糖值如下：

1.糖化血紅素（HbA1c）＜6%。
2.飯前血糖（AC sugar）＜100mg/dL。
3.飯後血糖（PC sugar）＜140mg/dL。

(二)糖尿病前期

糖尿病前期血糖值如下：

1.飯前血糖（AC sugar）介於100～125mg/dL。
2.口服葡萄糖耐受試驗（OGTT）兩小時後血糖介於140～199mg/dL。
〔註：口服葡萄糖耐受試驗（OGTT）：空腹八小時後，先測試飯前血糖，服用75公克糖水後兩小時，再測一次血糖。〕

(三)糖尿病的診斷

糖尿病的診斷如下：

1.糖化血紅素（HbA1c）≥6.5%。
2.飯前血糖（AC sugar）≥126mg/dL。
3.口服葡萄糖耐受試驗（OGTT）兩小時後的血漿血糖值≥200mg/dL。
4.出現典型糖尿病症狀且隨機採得的血糖值≥200mg/dL。

(四)糖尿病病人理想血糖控制範圍

糖尿病病人理想血糖控制範圍如下：
1.糖化血紅素（HbA1c）＜7%。
2.飯前血糖（AC sugar）介於70～130mg/dL。
3.飯後血糖（PC sugar）＜180mg/dL。

五、糖尿病之臨床治療

(一)生活方式調整

1.控制體重：肥胖是造成胰島素阻抗最重要的原因，應將體重儘量控制在理想範圍。
2.運動：有氧運動及耐力型運動（快走、慢跑、游泳、登山或騎自行車等）都能有效改善胰島素阻抗而下降血糖。儘量每天能保持30分鐘以上的運動量。

(二)高血糖及糖尿病病人的監控

1.代謝症候群、糖尿病前期或糖尿病患都要定期監控體重、血壓、血糖、腰圍、膽固醇（含高低密度脂蛋白）、三酸甘油酯、腎功能及尿蛋白值。建議每三個月至半年需要追蹤一次。

2.為了怕併發症的產生，建議每年至眼科檢查眼睛，及定時至新陳代謝科或家醫科追蹤，並檢查足部健康。

(三)第二型糖尿病的藥物治療

當生活方式及營養調整都未將血糖控制在理想範圍時，可能就要諮詢醫師是否該以藥物治療。一般藥物治療區分為口服降血糖藥物及胰島素注射治療。初期以口服藥物為主，若口服用藥未盡理想時或出現過高血糖時，就要考慮胰島素注射治療。

口服降血糖藥物的種類約有五種，將分述於**表4-2**。

表4-2　口服降血糖藥物的種類

種類	作用方式	常見副作用
磺醯尿素類（Sulfonylurea）	藉由刺激胰島細胞分泌胰島素，來增加周邊葡萄糖的利用	低血糖
雙胍類（Biguanides）	減少葡萄糖從腸胃道的吸收，減少肝臟葡萄糖的釋出，增加肌肉及脂肪組織對葡萄糖的攝取及減低食慾	腹瀉、噁心及脹氣
胰島素增敏劑（Thiazolidinedione Insulin Sensitizer）	改善肝臟、肌肉及脂肪組織對胰島素的敏感性，以減少肝臟葡萄糖的釋出，增加肌肉及脂肪組織的葡萄糖利用率	肝毒性強，很多藥物上市不久後就被禁用
阿法葡萄糖支鏈酶抑制劑（Alpha-glucosidase inhibitor）	減緩醣類在腸胃道的吸收，以降低飯後血糖濃度，適用於輕度糖尿病	脹氣，腸胃不適
DPP4抑制劑（Dipeptidyl peptidase-4 inhibitor）	抑制腸促胰島素（Incretins）的分解。因腸促胰島素增多，身體便能在有需要時釋放更多的胰島素，及使肝臟減少釋放已儲存的葡萄糖	頭痛

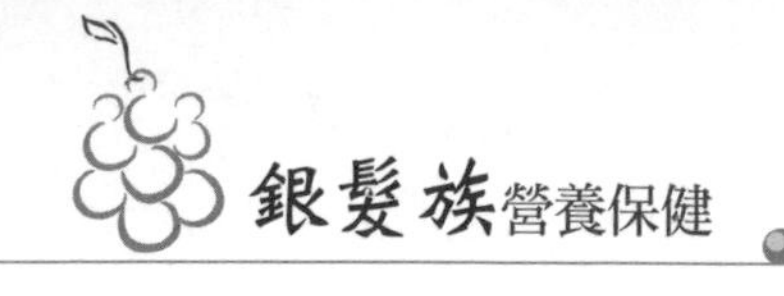

第二節　飲食原則與建議

肥胖、高血糖、高血脂及環境壓力都是可能引起糖尿病的前兆，因此如何利用飲食規劃來預防疾病的發生是很重要的事。

一、糖尿病預防之飲食保健守則

(一)減重

肥胖是糖尿病的危險因子之一，因此，只要體重減輕5~7%就能有效改善空腹血糖值及血脂肪值等。但老人減重則要注意巨量營養素的攝取必須達到個體基本營養素的需求，否則容易導致肌少症的發生。

(二)飲食建議

1.脂肪：每日脂肪量應占總熱量的30%以下，其中以減少飽和脂肪酸為主，飽和脂肪酸攝取應在10%以下，包括肥肉及反式脂肪。
2.纖維質：建議每日攝取15g/1,000kcal膳食纖維量。
3.適度補充適合自己需求的健康食品。
4.攝取足夠維持生理機能的蛋白質及碳水化合物。

(三)運動

中度及有氧運動有助於改善胰島素的敏感度，因此建議每日應運動30分鐘以上。

二、血糖控制飲食指引

(一)升糖指數值（Glycemic Index, GI）

1.吃入食物後血糖上升或下降的速度。

2.很多的疾病如糖尿病、低血糖症、胰島素阻抗、高膽固醇血症和肥胖等，於吃完食物後其血糖上升及下降的速度都很快。

3.科學家亦提出擁有穩定的血糖質是抗老化的主要因子之一。

4.因此如何選擇食物與搭配食物來維持血糖值的穩定，乃是預防肥胖、糖尿病、高血脂症及低血糖症的重要因子，因此本章節則在教導讀者如何依據食品的GI值來選擇食物，並藉以達到穩定正常血糖值的目標。

(二)影響食物GI值的十因子

實際上可以反應食物在胃中的排空率、消化與吸收的情形，以下的飲食原則可影響GI值的上升或下降：

1.水溶性纖維的攝取：飲食中增加水溶性纖維可降低GI值。

2.碳水化合物的種類：葡萄糖是很容易被吸收的，因此很容易使GI值上升，含有纖維的穀類及一些含果糖較高的蔬果，其可使GI值下降。

3.抗營養素吸收的物質（Anti-nutrients）：一些Lectins、Phytates及酵素的抑制劑，會影響營養素的吸收，而下降GI值。

4.澱粉的組成分：澱粉可以由澱粉酵素（Amylase）或支鏈澱粉（Amylopectin）所組成，一般而言Amylopectin比Amylase更容易消化吸收，所以GI值的上升較快速。一般而言，白米與糯米含的Amylopectin較多，所以較易消化吸收。一般而言，水煮過的澱粉是較易被消化的，但水煮過的馬鈴薯例外，因為馬鈴薯水煮後其澱粉會呈現結晶，所以反而較不易被消化。

5.加工過程的方法及粒子大小：加工過程愈繁複，而且粒子愈小者，則愈容易消化吸收，所以GI值較高，如麵粉的GI值一定大於沒有加工過的全穀類。

6.食物製備的方法和密度：同樣是麵粉做的義大利麵條和麵包，因為義大利麵條的密度大於麵包，因此較不易被消化吸收，所以其GI值較低。

7.植物種類：不同的蔬菜、水果之GI值，會隨著其所含的纖維含量、糖分及澱粉值的多寡而不同。一般而言，GI值會與纖維含量之增加而降低。

8.成熟度：成熟度愈高的水果其碳水化合物的組成會改變，因此也會影響GI值，一般而言，熟度愈高的水果GI值愈高。

9.食物中蛋白質和脂肪的含量：脂肪在胃中的消化增加會引起抑制胰島素分泌的胜肽增加，因此會延緩胰島素的分泌與醣類代謝而降低GI值。

10.食物的酸度：食物中酸度會延緩胃排空速度，而使碳水化合物的吸收緩慢而降低GI值，如吃麵包時，搭配紅酒醋即可下降GI值。

(三)血糖控制飲食原則

1.飲食習慣及食物種類儘量選GI值較低的（參考前述影響食物之GI值因子）。

2.不大吃大喝或不吃不喝，而且放慢吃飯速度，因為此種飲食行為會緩和胃排空速度及食物消化吸收的速度而影響GI值的穩定。

3.碳水化合物多選擇GI值低的，如薏仁、麥片、糙米、全麥麵包、地瓜等。

4.可經常做飯後血糖質測定、胰島素含量及四脂質測定，來衡量自己對自己GI值是否維持穩定。

5.減肥者應儘量遵守此指引。

三、營養補充品的建議與補充

(一)飲食選擇建議

1.飲食習慣及食物種類儘量選GI值較低的（參考前述影響食物之GI值因子）。

2.不大吃大喝或不吃不喝，而且放慢吃飯速度，因為此種飲食行為會緩和胃排空速度及食物消化吸收的速度而影響GI值的穩定。

3.碳水化合物多選擇GI值低的，如薏仁、麥片、糙米、全麥麵包、地瓜等。

4.可經常做飯後血糖質測定、胰島素含量及血脂質測定，來檢測自己之血糖值是否維持穩定。

常見食品的GI指數如**表4-3**。

(二)保健食品之補充

◆三價鉻離子

三價鉻離子的功能：

1.三價鉻離子能提高對葡萄糖的忍受性，使糖尿病病情獲得改善。

2.三價鉻離子能有效預防及控制糖尿病。

3.營養上及植物中的某些物質對胰島素抵抗性有反轉正面的效果。

4.在第二型糖尿病人，鋅及鉻的補充能顯現很強的抗氧化效果。

◆乾酪乳桿菌

1.乾酪乳桿菌能有效預防及治療糖尿病。

2.乾酪乳桿菌能抑制非肥胖性胰島素依賴型糖尿病之發病。

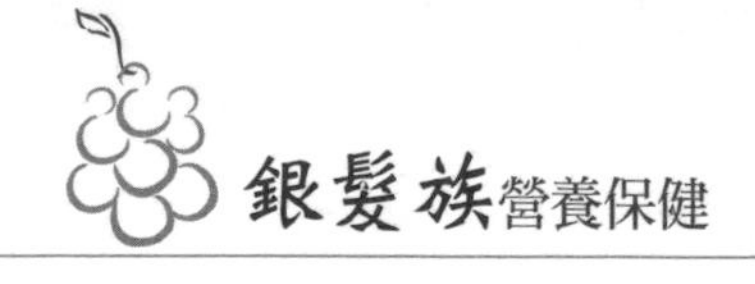

表4-3　常見食品的GI指數

食品種類	GI指數	食品種類	GI指數	食品種類	GI指數
麵包		點心類		水果類	
貝果	72	年糕	82	西瓜	72
凱薩捲	73	蘇打餅	74	鳳梨	66
白麵包	70	玉米片	72	葡萄乾	64
全麥麵包	69	巧克力棒	68	芒果	55
酸麵包	52	大麥脆麵包	63	柳橙汁	52
德國全麥麵包	51	乾口糧	57	罐頭水蜜桃	47
五穀類		爆米花	55	柳橙	43
玉米片	83	馬鈴薯片	54	不加糖的蘋果汁	41
大米脆片	82	花生	14	蘋果	36
提子果仁麥片	80	義大利麵類		洋梨	36
喜瑞爾	74	義大利麵	41	水蜜桃	28
膨焙小麥	74	全麥義大利麵	37	葡萄柚	24
碎麥	69	豆類		奶類和優格類	
提子果仁	67	雞豆	33	巧克力牛奶	34
小麥粉	66	扁豆	29	低脂水果優格	33
燕麥片	61	黃豆	18	脫脂乳	32
麥麩	42	蔬菜類		鮮乳	27
穀類		甜菜根	64	糖類	
速食米	87	甜玉米	55	葡萄糖	100
小米	71	甜馬鈴薯	54	蜂蜜	58
白米	56	胡蘿蔔	49	蔗糖	65
糙米	55	綠豌豆	48	果糖	43
碎小麥	48				
改良米	47				
大麥	25				

◆Omega-3及某些Omega-6長鏈脂肪酸

1.Omega-3及某些Omega-6長鏈脂肪酸能有效預防化學物質誘發糖尿病。

2.母親在懷孕時口服魚肝油會減少嬰兒罹患第一型糖尿病的危險。

◆聚甲殼糖

低分子量的聚甲殼糖（Chitosan），能顯著的防止低劑量的Streptozotocin慢性誘導非胰島素依賴型糖尿病的進展。

◆維生素E

對於在第一型糖尿病人，維生素E的補充能恢復血球內麩胺基硫濃度及降低脂質過氧化。

◆大豆蛋白

1.大豆蛋白中的成分能夠很強地抑制胰島素依賴型糖尿病的誘發。
2.大豆蛋白及胡蘆巴能控制葡萄糖代謝。

◆胡蘆巴

1.胡蘆巴具有降血糖效果。
2.胡蘆巴可幫助第一型糖尿病人的降血糖及降血脂。
3.胡蘆巴種子對於非胰島素依賴型糖尿病（NIDDM）病人亦有很好的降血糖效果。
4.胡蘆巴能修正糖尿病人血脂質的過氧化及抗氧化狀態的改變。

◆洋車前子

對於第二型糖尿病及高膽固醇血症病人，洋車前子能有效的改善血糖及血脂濃度。

◆桑葉

桑葉之熱水抽物具抗糖尿病及降血糖作用。

◆蔬菜水果

1.玉米澱粉對於第一型及第三型肝醣沉積症病人有卓越的治療效果。

2.蔬菜水果的消耗與罹患糖尿病成反轉關係。

3.番石榴能預防及治療糖尿病。

4.玉米鬚的降血糖效果。

5.苦瓜。

◆精胺酸

糖尿病患者補充精胺酸能加速受傷害之傷口的癒合。

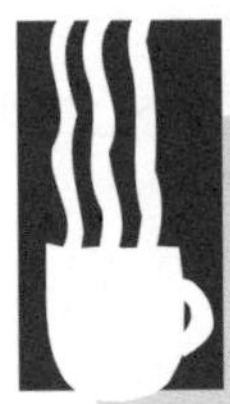

問題與討論

1.何謂高血糖？

2.糖尿病飲食治療原則為何？

3.可以輔助改善高血糖症狀的保健食品有哪些？

4.糖化血紅素及飯前血糖數值超過多少可以診斷為糖尿病？

5.第二型糖尿病的危險因子有哪些？

6.國人診斷代謝症候群的條件為何？

參考書目

新型胰島素類似物的研究進展。《世界臨床藥物》，2004年，第12期。

糖尿病口服降血糖藥種類，http://www.bd.com/tw/diabetes/main.aspx?cat=6211&id=6383

American Diabetes Association, "Diabetes Basics", http://www.diabetes.org/diabetes-basics/

American Diabetes Association, "Diagnosis and Classification of Diabetes Mellitus", http://care.diabetesjournals.org/content/31/Supplement_1/S55.full

Bloomgarden, Zachary T. (2004). The 1st world congress on the insulin resistance syndrome. *Diabetes Care, 27*(2), 602-609.

Haffner, Steven M., Stern, Michael P., Mitchell, Braxton D. Hazuda, Helen P. & Patterson, Judith K. (1990). Incidence of type II diabetes in Mexican Americans predicted by fasting insulin and glucose levels, obesity, and body-fat distribution. *Diabetes, 39*(3), 283-288.

Haffner, Steven M., Valdez, Rodolfo A., Hazuda, Helen P., Mitchell, Braxton D., Morales, Philip A., & Stern, Michael P. (1992). Prospective analysis of the insulin-resistance syndrome (syndrome X). *Diabetes, 41*(6), 715-722.

Higgins, Janine A. (2004). Resistant starch: metabolic effects and potential health benefits. *Journal of AOAC International, 87*(3), 761-768.

Isomaa, Bo. (2003). A major health hazard: the metabolic syndrome. *Life Sciences, 73*(9), 2395-2411.

Kuczmarski, Robert J., Flegal, Katherine M., Campbell, Stephen M., & Johnson, Clifford L. (1994). Increasing prevalence of overweight among US adults. *JAMA: The Journal of the American Medical Association, 272*(3), 205-211.

Kwon, Dae Young, Daily, James W., Kim, Hyun Jin, & Park, Sunmin. (2010). Antidiabetic effects of fermented soybean products on type 2 diabetes. *Nutrition Research, 3*(1), 1-13.

Lee, Seung-Hee, & Park, In-Sun. (2000). Effects of soybean diet on the ß cells in the streptozotocin treated rats for induction of diabetes. *Diabetes Research and Clinical Practice, 47*(1), 1-13.

McKeown, Nicola M., Meigs, James B., Liu, Simin, Wilson, Peter W. F., & Jacques, Paul F. (2002). Whole-grain intake is favorably associated with metabolic risk factors for type 2 diabetes and cardiovascular disease in the Framingham Offspring Study. *The American Journal of Clinical Nutrition, 76*(2), 390-398.

Reaven, Gerald M. (1988). Role of insulin resistance in human disease. *Diabetes, 37*(2), 1595-1607.

"Type 2 diabetes", http://www.mayoclinic.com/health/type-2-diabetes/DS00585Bhathena, Sam J. & Velasquez, Manuel T. (2002). Beneficial role of dietary phytoestrogens in obesity and diabetes. *The American Journal of Clinical Nutrition, 76*(6), 1191-1201.

Vanhala, M. J., Pitkäjärvi, T. K., Kumpusalo, E. A., & Takala, J. K. (1998). Obesity type and clustering of insulin resistance-associated cardiovascular risk factors in middle-aged men and women. *International Journal of Obesity, 22*(4), 369-374.

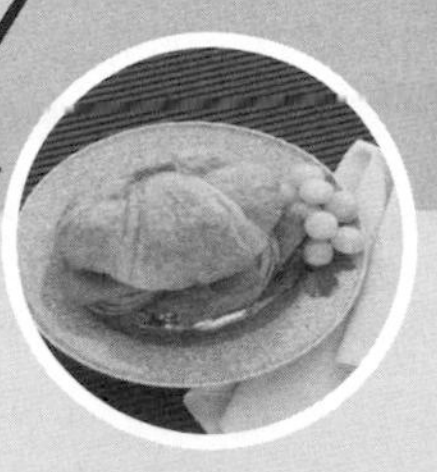
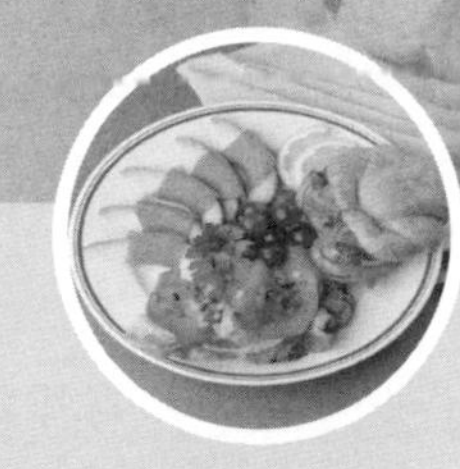
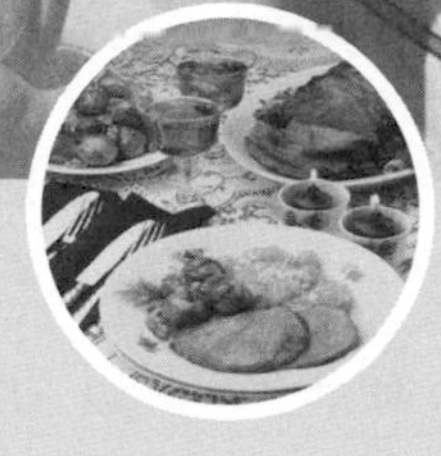

高血脂症與高血壓

陳皇光　張美鈴

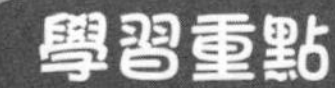

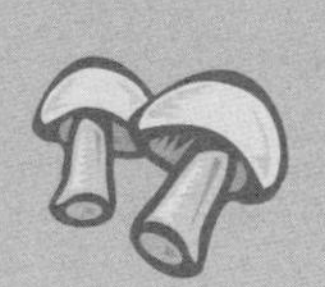

- 何謂高血脂症、高膽固醇血症、高三酸甘油酯症？如何預防與治療？
- 什麼是血壓？什麼是高血壓？其併發症為何？如何預防與治療？
- 高血壓的分類與危險因子為何？
- 血管硬化的原因為何？
- 高三酸甘油酯及高膽固醇血症患者飲食原則
- 高血壓患者飲食保健與原則

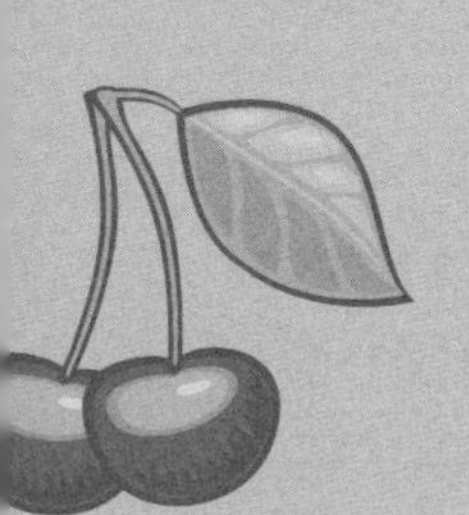
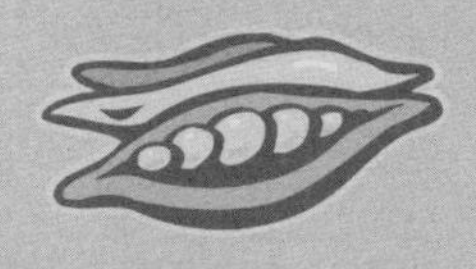

高血脂包括高膽固醇血症與高三酸甘油酯血症，形成的原因與遺傳體質、飲食習慣、肥胖及缺乏運動有關，高血脂是引起血管硬化與高血壓的最重要原因。本章節的學習重點在於認識血脂肪的種類、高血脂的原因與治療方法，透過飲食習慣的調整、運動、體重控制來改善高血脂的現象，預防未來身體產生重大心血管疾病。

血液中的脂質包括膽固醇（Cholesterol）、三酸甘油酯（又稱為中性脂肪，Triglycerides, TG）及磷脂質（Phospholipids）三種。

脂質不溶於水，所以在人體血液中以脂蛋白（Lipoproteins）的形式存在。脂蛋白一般主要分成下列幾種類型，每一種類型都含有不同百分比的蛋白質、膽固醇、三酸甘油酯與磷脂質：

1.乳糜微粒（Chylomicrons）。
2.極低密度脂蛋白（Very Low-Density Lipoproteins, VLDL）。
3.中密度脂蛋白（Intermediate-Density Lipoproteins, IDL）。
4.低密度脂蛋白（Low-Density Lipoproteins, LDL）。
5.高密度脂蛋白（High-Density Lipoproteins, HDL）。
6.脂蛋白（a）（lipoprotein(a), Lp(a)）。

當血脂過高容易引發高血壓，本章擬就高血脂與高血壓簡述如次。

第一節　高血脂症

高血脂症（Hyperlipidemia）是指某些形式的脂蛋白過高所引起。若血液中的膽固醇濃度過高，則稱為高膽固醇血症（Hypercholesterolemia）；若血液中的三酸甘油酯過高，則稱為高三酸甘油酯血症（Hypertriglyceridemia）。

當血漿（血清）中總膽固醇、三酸甘油酯、低密度脂蛋白濃度偏高、高密度脂蛋白濃度過偏低等多種指標呈現異常現象者稱為高血脂症。

高血脂症是導致中風、冠狀動脈心臟病及周邊血管阻塞疾病的重要危險因子。與高血脂關係最密切的是高膽固醇及高三酸甘油酯，故略加說明於次。

一、高膽固醇血症

(一)什麼是膽固醇

膽固醇為人體中一種重要脂質，主要的功能在於形成細胞膜重要成分及作為合成雌激素與睪固酮的原料。

人體80%的膽固醇由肝臟合成，其餘20%來自於飲食。飲食中主要的膽固醇來源為肉類、家禽、魚類及奶製品。內臟類食物如肝臟含有高量膽固醇，植物類飲食則幾乎無膽固醇。

(二)血液中的膽固醇

血液中的低密度脂蛋白（LDL）俗稱壞的膽固醇，因為高濃度的低密度脂蛋白會在動脈壁形成膽固醇斑塊，造成動脈狹窄，俗稱動脈粥狀硬化（Atherosclerosis）最後導致中風、心肌梗塞或周邊血管阻塞。

血液中的高密度脂蛋白（HDL）俗稱好的膽固醇。因為高密度脂蛋白可以將動脈血管壁的膽固醇帶走，防止動脈粥狀硬化的產生，所以對心血管疾病具有預防效果。

總膽固醇（Total Cholesterol, CHOL）是指血液中所有脂蛋白中的膽固醇總和。

(三)為何低密度脂蛋白會升高

肝臟具有釋放及回收低密度脂蛋白（LDL）的功能，若肝細胞回收

LDL的LDL接收體（LDL Receptors）數量減少，就會造成血液中LDL過高。

遺傳因子造成LDL接收體數量過少，及食用過量飽和脂肪酸（Saturated Fatty Acid），是影響血液中LDL升高的最重要因子。

飲食中的飽和脂肪酸主要來自於肉類及奶製品，少數植物油有飽和脂肪酸，如椰子油、棕櫚油及可可油。

(四)如何測量血液中的膽固醇

經由血液檢查就可知道膽固醇的濃度，膽固醇的標準值如下：

1.總膽固醇（T-CHO）：< 200 mg/dL。
2.低密度脂蛋白（LDL）：< 130 mg/dL。
3.高密度脂蛋白（HDL）：男性 > 40 mg/dL；女性 > 50 mg/dL。

(五)如何降低低密度脂蛋白的濃度

因為降低血液中LDL的濃度可以預防動脈壁膽固醇斑塊的形成，所以這是預防心血管疾病形成的一個重要方法。常用方法如下：

1.控制體重。
2.規律運動。
3.減少高飽和脂肪酸及高膽固醇食物。
4.藥物控制：最常使用的降膽固醇藥物為斯達汀（Statins）類，又稱為HMG輔酶A還原酶抑制劑（HMG-CoA Reductase Inhibitors）。服用時要注意少數民眾會產生肌肉酸痛、肝功能受損或橫紋肌溶解症導致腎功能衰竭。需要嚴格監測肝腎功能及臨床症狀。另外還有膽固醇吸收抑制劑（Cholesterol Absorption Inhibitors）及膽酸結合樹脂（Bile Acid Sequestrants）類藥物可供選擇。

LDL的治療目標視有無其他心血管危險因子（例如糖尿病、高血壓、吸菸、曾有嚴重心血管疾病病史）而定，危險因子越多，越要將LDL控制在更低的濃度。

(六)如何增加高密度脂蛋白的濃度

高密度脂蛋白（HDL）具有防止血管硬化的功用，但吸菸、體重過重、缺乏運動或有第二型糖尿病患者，會讓HDL濃度偏低。

我們在臨床上還需要注意一個指標：總膽固醇與高密度脂蛋白的比值（CHOL/HDL Ratio）。比值越高，則罹患心血管疾病的機會越高。儘量要將CHOL/HDL Ratio控制在5以下。

增加HDL的主要方法為：

1.進行規律的有氧運動（Aerobic Exercise）。
2.控制體重。
3.戒菸。
4.藥物治療：斯達汀類及、菸鹼酸（Niacin）及纖維酸類（Fibrates）。

二、高三酸甘油酯血症

(一)什麼是三酸甘油酯

三酸甘油酯（TG）是血液中另一個重要的脂質，分子由一個甘油（Glycerol）與三個脂肪酸分子所組成，也是用脂蛋白的形式存在血液循環中。肝臟可移除血液中的TG，再合成極低密度脂蛋白（VLDL）的形式進入血液循環。

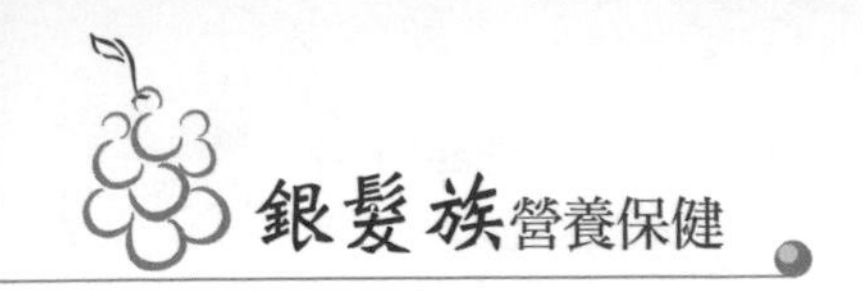

(二)為何三酸甘油酯會過高

三酸甘油酯過高除了遺傳因子，還有肥胖、過度飲酒、糖尿病、腎臟疾病及使用雌激素藥物等因素。

(三)如何測量血液中的三酸甘油酯濃度

經由血液檢查就可知道三酸甘油酯的濃度，三酸甘油酯的標準值如下：

三酸甘油酯（TG）：< 150 mg/dL

(四)三酸甘油酯對身體的影響

三酸甘油酯（TG）是否會直接引起動脈硬化仍有爭議，但是高濃度的TG經常伴隨著肥胖、HDL偏低及血糖過高（胰島素阻抗）的現象。

當TG濃度大於500 mg/dL，則有很高的機率罹患急性胰臟炎（Acute Pancreatitis），一種可能會致命的腹部急症。

(五)如何治療高三酸甘油酯血症

降低TG的主要方法如下：

1.低脂食物。
2.減少甜食及精緻澱粉的攝取。
3.規律有氧運動。
4.控制體重。
5.減少酒精攝取。
6.戒菸。
7.控制血糖。

8.藥物治療：可使用纖維酸類及菸鹼酸（Nicotinic Acid）治療。

三、高血脂症飲食原則

供給足夠、均衡的營養，並且維持理想體重的正常飲食為基礎，經由調整熱量、醣類的攝取量，以達到控制血液中三酸甘油酯或膽固醇等之濃度，使接近正常範圍。

(一)高膽固醇血症飲食原則

以正常飲食為基礎，提供給足夠且均衡的營養素，並且維持理想體重，藉調整熱量、膽固醇、脂肪，控制血液膽固醇維持在正常範圍，其飲食原則如下：

1.維持理想體重。
2.限制含高膽固醇食物的攝取，如內臟、蟹黃、蝦（魚）卵、蛋黃（每週2個）。
3.控制油脂攝取：少吃油炸、油煎、油酥食物，以及含油高湯、滷肉汁、肥肉、皮（豬、雞、鴨、魚）。
4.少吃反式脂肪酸含量高（如氫化植物奶油、烤酥油）的製品，如烘焙製品（餅乾、甜甜圈、麵包、西點）、速食食品（薯條、炸雞）。
5.降低飽和脂肪酸的攝取量，如棕櫚油、椰子油、牛油、豬油、乳製品（全脂牛奶、起司、冰淇淋）。
6.適量攝取肉類，並多選擇富含Omega-3脂肪酸的深海魚類，如秋刀魚、鯖魚、鮭魚、鮪魚、比目魚。
7.適量攝取堅果類，如花生、杏仁、核桃、腰果、開心果、瓜子、芝麻、榛果、夏威夷火山豆。
8.儘量少喝酒。

9.多攝取富含纖維質的食物，未加工的豆類、蔬菜、水果、全穀類。
10.適當調整生活型態，戒菸、運動及壓力調適。

除上之外，宜注意下列事項：

1.烹調多採用蒸、水煮、涼拌、烤、燒、燉、滷、燜等烹調方法。
2.炒菜宜選單元不飽和脂肪酸，如花生油、菜籽油、橄欖油；少用飽和脂肪酸含量高者，如豬油、牛油、奶油。

(二)高三酸甘油酯血症飲食原則

罹患高三酸甘油酯血症者的飲食習慣普遍攝取較多量的精緻醣類，例如喜歡甜食，或常將西點蛋糕當主食。為了有效控制高三酸甘油酯血症，平常飲食應以多醣類食物取代精緻醣類食物。之外，應遵循下列飲食原則以幫助高三酸甘油酯血症的控制。

1.控制熱量的攝取，維持理想體重。
2.醣類宜適量：ATP III對有三酸甘油酯偏高或高密度脂蛋白膽固醇偏低者建議，醣類勿超過總熱量50%，且以多醣類較佳，如全穀根莖類，多選用富含纖維的食物，如未加工的豆類、蔬菜、水果及全穀類。避免食用加糖的各式甜點和飲料。
3.蛋白質占總熱量的10～12%，適量的肉類。
4.多食用富含ω-3脂肪酸的魚類：富含ω-3脂肪酸的魚類如秋刀魚、鯖魚、鮭魚、鮪魚、鰻魚、白鯧魚。
5.酒類應禁止或儘量減少飲用。
6.其他可參考高膽固醇血症飲食原則。

但是，當三酸甘油酯濃度超過500mg/dL時，應採用低油飲食（油脂占總熱量15%以下），如**表5-1**。

表5-1　高三酸甘油酯血症飲食建議

原則	建議量	食物來源
減少總脂肪	低於總熱量的30%	避免油炸、油煎、油酥食物，烹調多利用清蒸、涼拌、水煮、烤、燒、燉、滷的方法
減少飽和脂肪	占總熱量的7～10%	避免食用椰子油、動物油（如豬油、牛油、肥油、雞皮、鴨皮）、奶油、全脂奶及其製品
適量增加單元不飽和脂肪	占總熱量的10～15%，依血脂控制狀況可增加至20%	使用橄欖油、花生油、芥花籽油烹調
選擇低脂的高蛋白食物		魚、瘦肉和去皮家禽肉
增加纖維攝取（尤其是含可溶性纖維高的食物）	20～35克／天	燕麥、各種豆類和水果

資料來源：謝明哲、葉松鈴（2008）。

(三)低油飲食

每日飲食中的脂肪量低於50克，以降低血中脂質濃度，其他營養素都符合人體健康需求的飲食。

◆飲食原則

1.少量多餐。

2.多選用瘦肉：按脂肪含量多寡依次選用去皮雞肉、魚肉（不含魚腹肉）、去皮鴨肉、牛、羊、豬肉。

3.忌食高脂食品：高脂食品如核果、洋芋片、酪梨、魚蝦餃（丸）、烤肉的肉汁或紅燒的濃湯。

4.增加全穀根莖類、水果類、脫脂奶粉：可增加全穀根莖類、水果類、脫脂奶粉，以補充因脂肪受限而減少的熱量。

5.必要時可再另外添加中鏈三酸甘油酯。

6.腸胃不適者宜少食易產氣食物：易產氣食物如洋蔥、蒜頭、韭菜、辣椒、高麗菜、花椰菜、青椒、 地瓜、豆類、碳酸飲料、啤酒。

7.長期使用低油飲食者，應遵循醫師、營養師指示補充脂溶性維生素A、D、E、K。

8.其他可食與忌食的食物如**表5-2**。

表5-2　低油飲食之禁忌

食物種類	可食	忌食
奶類	脫脂、低脂奶及其製品和發酵乳品	全脂奶及其製品和發酵乳品
魚、肉、蛋類	水產：馬加、旗魚、吳郭魚、鰱魚、虱目魚、鯉魚、紅目鰱、鮭魚、烏魚、白鯧、白帶魚、烏賊、小卷、毛蟹、蟳、蝦、干貝、蛤蜊、牡蠣、海參	水產：魚卵、魚丸（有餡）、鱈魚、河鰻、蟹黃、蝦卵、魚餃（有餡）、蝦球或罐頭食品；加工食品，如魚醬
	家畜：牛肉（瘦）、羊肉（瘦）、豬大里肌、後腿瘦豬肉、前腿瘦豬肉、豬大排	家畜：肥肉、五花肉、三層肉、蹄膀、豬皮、豬腳、牛腩；加工食品，如肉燥、肉醬、豬肉乾、肉鬆、中西火腿、肉脯、香腸、培根、熱狗、肉丸
	家禽：去皮家禽，如雞胸肉、雞腿、鵝肉、鴨肉	家禽：鴨皮、雞皮、雞鴨翅膀
	蛋類：蛋白、雞蛋、鴨蛋	
豆類及其製品和麵筋製品	黃豆及其製品（如豆腐、豆干、豆皮、干絲、素雞、豆簽）、紅豆、綠豆；豆醬、烤麩、麵腸	油豆腐、炸豆腐、炸豆包、炸豆腸、炸腐衣、油麵筋泡
五穀根莖類	米、麵、饅頭、吐司、麵包、米粉、冬粉、餃子皮、餛飩皮、春捲皮、番薯、馬鈴薯、芋頭	炒飯、炒麵、炒米粉、速食麵；各種加油製作的麵食，如燒餅、油條、煎包、鍋貼、甜鹹麵包
蔬菜類	新鮮蔬菜	無
水果類	除忌食者外，其餘新鮮水果及果汁均可	酪梨、橄欖、椰子肉

（續）表5-2　低油飲食之禁忌

食物種類	可食	忌食
點心類	蘇打餅乾、登山口糧、紅豆湯、綠豆湯、銀耳湯、白年糕	蛋捲、餅乾（除蘇打餅乾、登山口糧外）、乳酪蛋糕、奶油蛋糕、派、各式中西點，如千層糕、桃酥、綠豆糕、豬油年糕、炸春捲、蘿蔔絲餅、蔥油餅、豆沙餅、喜餅等酥餅類，八寶飯、巧果、麻花、雙胞胎、沙其瑪、肉圓、油粿、花生湯
飲料	茶、果汁、糖漿、蜂蜜	含奶精、可可及巧克力的飲料
調味品	鹽、味精、糖、醋、醬油、蠔油醬、蝦醬、番茄醬	蛋黃醬、沙拉醬、巧克力醬、芝麻醬、花生醬、辣椒醬、沙茶醬、豆瓣醬、甜麵醬
其他	蜜餞、水果糖、麥芽糖、軟糖、果凍、果醬、茶、蜂蜜、栗子、去油肉湯	奶精、油炸粉、炸蠶豆、芝麻、爆玉米花、洋芋片、椰子粉、甜不辣、花生粉、杏仁霜、牛奶糖、巧克力；堅果類，如瓜子、花生、腰果、核桃、松子、杏仁

資料來源：謝明哲、葉松鈴（2008）。

◆飲食建議

烹調時可利用下列方法減少油脂並提高因少油烹調所引起的食物不可口：

1.不加油方法：利用蒸、煮、烤、滷、凍、燙、燉、涮、燒、燜、涼拌等方式烹煮。
2.選用刺激性較低的調味品以補充低油烹調的缺點和促進食慾：如添加糖、醋、花椒、八角、五香、番茄醬、蔥。
3.滷、燉烹調時可先冷藏後再將上層油脂去除；滷、燉湯汁含高量脂肪應忌食。

第二節　高血壓

近年來高血壓相關疾病的死因占國人十大死因的第八名，而高居十大死因第二、三、十名的心臟病、腦血管疾病與慢性腎臟疾病則與高血壓的併發症息息相關，所以國人對於這種高盛行率的慢性疾病需要積極面對。血脂肪異常、過度鹽分攝取、高壓環境與遺傳體質則是高血壓最重要的原因。本章節的學習重點在於認識高血壓的診斷、成因、併發症與如何透過飲食及生活習慣的調整來預防高血壓的形成與併發症的產生。

一、什麼是血壓

血液加在血管壁上的壓力稱作為血壓，一般我們測量的血壓是指動脈的血壓。

(一)影響血壓的因子

包括心臟的收縮力、血管的彈性、血液的體積（包括水分及電解質）及荷爾蒙。

(二)什麼是收縮壓與舒張壓？

動脈血管在心臟收縮與舒張期間承受的最大壓力稱為收縮壓，而最低壓力稱為舒張壓。

(三)血壓的測量

1.可用水銀血壓計或電子血壓計測量。若用前者，壓脈帶氣囊需環繞手臂至少80%才能保證測量的準確。聽診器聽到的第一或第二次心跳為收縮壓，心跳聲消失前為舒張壓。

2.測量血壓時，應雙腳著地，坐在靠背的椅子上裸露上臂與心臟位置同高測血壓。量血壓30分鐘前不可吸菸、飲酒或食用含咖啡因食物。最好有5分鐘以上之休息再量血壓。

3.因為很多民眾在醫療院所或面對醫療人員會因為緊張而產生假性的高血壓，俗稱「白袍症」。所以鼓勵民眾自行在家中測量血壓。若擔心自家血壓計準確性問題，可考慮邀請廠商校正或就醫時攜至醫療院所與醫院的測量結果做比對。

(四)干擾血壓測量的急性因子

很多時候會因為一些急性的情況影響到血壓的測量值，除上述的菸酒或咖啡因以外，例如未靜坐5分鐘以上、情緒焦慮緊張、睡眠不足或疼痛等，都可能影響到血壓的測量值。所以在這些情況發生時測量的血壓可能較為不正確。長期持續地量血壓才能瞭解血壓的趨勢，千萬不要因為暫時性的波動而緊張。

二、什麼是高血壓

(一)高血壓的分級

依據2003年美國「高血壓的預防、發現、評估與治療」全國聯合委員會第七屆學會報告（The JNC 7 Report），將18歲以上成年人的血壓做以下分級，如**表5-3**所述。但在2017年，American Heart Association（AHA）和American College of Cardiology（ACC）等美國心臟血管疾病相關醫學組織因為對藥物治療的使用時機有不同見解，所以發表了更嚴格的血壓定義，如**表5-4**，提供給讀者參考。

(二)血壓升高的風險

血壓數值愈高，得到心血管或腎臟疾病的機率也愈高。對40～70歲

表5-3　18歲以上成年人的血壓分級

血壓分級	收縮壓	舒張壓	條件
正常血壓	小於120 mmHg	小於80 mmHg	需同時成立
正常略高血壓	120～139 mmHg	80～89 mmHg	收縮壓或舒張壓任何一項符合條件即成立
第一期高血壓	140～159 mmHg	90～99 mmHg	
第二期高血壓	大於等於160 mmHg	大於等於100 mmHg	

表5-4 2017年AHA／ACC高血壓指引成人血壓分級

血壓分級	收縮壓		舒張壓
正常（Normal）	＜120 mmHg	及	＜80 mmHg
上升（Elevated）	120-129 mmHg	及	＜80 mmHg
高血壓（Hypertension）第一期	130-139 mmHg	或	80-89 mmHg
高血壓（Hypertension）第二期	≧140 mmHg	或	≧90 mmHg

的人士來說，當血壓值落在115/75 mmHg～185/115 mmHg區間時，收縮壓每提高20 mmHg或舒張壓每提高10 mmHg，罹患心血管疾病的危險度就會加倍。所以積極控制血壓就能減少這些疾病的風險。

三、高血壓的併發症

(一)高血壓的症狀

1.高血壓基本上並沒有症狀。民眾一般認為頭痛、頸部僵硬、頭暈症狀多半與血壓無關。而我們實際上應該把注意力放在高血壓的併發症。而不是因為血壓忽高忽低而產生焦慮症狀，或因為自覺身體不適自行隨意調整藥物或至醫院急診室就醫。

2.我們要培養一個觀念就是，控制血壓的目的在於控制導致嚴重的併發症，而不是在控制不舒服的症狀。所以也不要因為沒有任何不適症狀就不去控制血壓。

(二)高血壓的併發症

高血壓若未受良好控制，將因為血管阻塞或血管破裂產生致命的疾病或造成永久性的殘障。高血壓對特定器官的影響我們通常稱為標的器官損傷（Target Organ Damage）。常見的器官損傷如**表5-5**。

表5-5　高血壓的併發症常見的器官損傷

標的器官	併發症
腦部	缺血性腦中風、出血性腦中風、高血壓腦病變
視網膜	高血壓性視網膜病變
心臟、主動脈	心絞痛、心肌梗塞、心臟衰竭、主動脈剝離
腎臟	腎功能受損（血液尿素氮與肌酸酐升高，少尿、蛋白尿）、末期腎病（尿毒症）
周邊血管	上下肢動脈阻塞（嚴重時造成壞疽需要截肢）

(三)高血壓危象

當重複測量血壓發現收縮壓180 mmHg以上或舒張壓120 mmHg以上，且出現急性頭痛、頭暈、視力模糊、氣喘、胸痛、少尿或半側肢體現象，稱為高血壓危象（Hypertesive Emergency）。此時就應該立即就醫治療過高的血壓及急性併發症。

四、高血壓的分類

(一)高血壓的分類

1.原發性高血壓：原發性高血壓是最常見的高血壓，並非由特定原因形成，而是由多重危險因子經年累月形成。

2.續發性高血壓：續發性高血壓較為罕見，多半由於腎血管狹窄、慢性腎衰竭、腎上腺腫瘤、懷孕或藥物所引起。

(二)常見引起高血壓的危險因子

1.年齡。
2.家族病史。
3.肥胖。
4.缺乏運動。
5.吸菸。
6.食用過多鹽分。
7.飲食缺乏鉀離子或維生素D。
8.飲酒過量。
9.高壓工作環境。
10.高膽固醇血症（低密度脂蛋白過高或高密度脂蛋白不足）。
11.糖尿病。
12.睡眠呼吸終止症候群。
13.腎血管、腎臟或腎上腺疾病。
14.懷孕引起妊娠毒血症。

五、血管硬化形成的原因及對血壓的影響

(一)血管硬化形成的原因

血管硬化是經過一個複雜的過程，因為血管內膜發炎受損，若再加上低密度脂蛋白過高或低密度脂蛋白不足，就會逐漸使血管內膜沉積膽固醇形成斑塊，這就是所謂的動脈粥狀硬化。其中高血壓、自由基過多（吸菸、油炸食物、慢性發炎病）、同半胱胺酸過高（吸菸或缺乏葉酸及維生素B_{12}、B_6等）都是相當重要的原因。

(二)血管硬化對血壓的影響

1.血壓升高的因素與心臟收縮力、血液體積（水分、鈉離子及其他電解質）、荷爾蒙及血管彈性有關。

2.血管內壁若因為持續受損，再加上膽固醇的沉積、肌肉層失去彈性及鈣化，就會逐漸失去彈性而形成血管硬化，一般稱為動脈粥狀硬化（Atherosclerosis）。

六、高血壓的預防與治療

(一)生活方式的改變

1.控制體重。

2.培養運動習慣，特別是耐力型運動，如快走、慢跑、游泳、爬山、騎自行車或其他有氧運動。

3.戒菸。

4.控制飲酒量。

5.遠離高壓工作環境及改善睡眠習慣。

6.治療引發高血壓的疾病，如高膽固醇血症、糖尿病、腎臟疾病或內分泌疾病。

(二)藥物的治療

1.當生活方式改變，卻無法明顯改善血壓時，應該依據醫師指示規律服藥。治療目標應該儘量將血壓控制在正常範圍（收縮壓低於120 mmHg；舒張壓低於80 mmHg）。高血壓是慢性病且不可逆的，所以應該規律服藥，而不是依照自己的感覺任意減藥或增加劑量。

2.治療過程中，除了每天量測血壓及體重外，應該每三個月到半年追蹤一次總膽固醇、高密度脂蛋白、低密度脂蛋白、三酸甘油酯、血糖、腎功能、電解質（鈉、鉀）及尿液檢查。需要每年定期檢查相關於標的器官的腦神經功能、視網膜、心臟、腎功能及周邊血管是否功能維持正常。

3.常用的高血壓藥物：高血壓藥物繁多，功能也不盡相同，所以應該經過醫師仔細評估再使用，千萬不要自行購藥服用、自行調整劑量或因為慌張而過量服藥。常用的血壓藥種類如**表5-6**。

表5-6　常用的血壓藥種類

種類	作用	常見副作用
利尿劑（Diuretics）	增加鈉離子及水分排出	脫水、電解質不平衡、痛風發作
血管張力素轉化酶抑制劑（ACEI）、血管張力素II接受體阻斷劑（ARB）及腎素抑制劑（Renin Inhibitor）	作用於腎素一血管張力素一醛固酮系統	鉀離子過高、頭暈、腹瀉、乾咳（ACEI）
乙型阻斷劑（ß Blocker）	減少心肌收縮力及心跳速率	心搏過緩、氣喘、疲倦、性慾下降、情緒低落
鈣離子阻斷劑（CCB）	減少血管壁肌肉收縮力而放鬆血管、減緩心跳速率及心肌收縮力	頭痛、熱潮紅、下肢水腫、便祕、心搏過緩

七、高血壓之飲食保健

攝取過量的食鹽一直被認為是引起高血壓之要素，故減少食鹽的攝取是預防和治療此症必須改變的飲食習慣。在探討飲食對高血壓影響的研究報告顯示，部分的修正飲食型態可有效地改善高血壓，須修正飲食的型態有：降低飽和脂肪與食鹽的攝取、適度飲酒、增加鉀離子和蔬果的攝取，以及減重等。美國心臟協會根據研究報告更新血壓管理的飲食指南，更新版的內容已被包含在DASH飲食的內容；衛生福利部國民健康署對於高血壓患者的飲食，建議「少鹽多健康、天天五蔬果」，並提出三個原則，內容如下：

(一)美國心臟協會高血壓飲食指南

1.體重：體重維持在正常範圍，體重過重須減重。

2.鈉：每天鈉攝取量降至1.5克。

3.水果、蔬菜：每天攝取8～10份，可增加鉀攝取，使血壓正常與降低老年人的血壓。對於腎臟功能異常與心衰竭老年人，鉀應該低於每日4.9克的建議量。

4.酒精：適度飲酒。酒精會增加血壓，尤其是每天飲用2杯以上。女性每天不要超過1杯，男性每天不要超過2杯，或更少一點。

5.蛋白質：脫脂或1%（低脂）牛奶；無脂肪或低脂乳製品；優格；深海魚，例如鱈魚、鮪魚、大比目魚、鮭魚、鯖魚、鯡魚；禽肉，白肉，去皮的肉；豌豆、豆莢及豆類；大豆製品。

6.DASH飲食：除了水果與蔬菜，強調低脂乳製品。攝取全穀類、魚肉、堅果及禽肉。限制脂肪、紅肉、甜點及含糖飲料。用植物蛋白質，例如大豆或單元不飽和脂肪取代碳水化合物。罹患腎功能衰竭的老年人不建議採DASH飲食，沒有腎功能衰竭的老年人可從此飲食得到很大的好處。

(二)衛生福利部國民健康署高血壓飲食原則

衛生福利部國民健康署高血壓飲食原則如下：

1.降低飽和脂肪及總脂肪量，增加蔬果及低脂乳類飲食。

2.蛋白質來源應以植物性蛋白取代動物性蛋白；若選擇動物性蛋白則儘量以白肉（魚肉、雞肉）代替紅肉（豬肉、牛肉）。

3.攝取富含高鉀、高鈣、高鎂的食物。

在此三個原則下可歸納出八個控制高血壓的策略：(1)低鈉；(2)低飽和脂肪；(3)高鈣；(4)高鉀；(5)高鎂；(6)高纖維；(7)其他；(8)避免食用的食物。

◆低鈉

選擇新鮮、天然的食物，並儘量自行製作。

避免過量罐頭、加工食品、飲品和醃製蔬菜，因為以上食品在加工過程都加入了鹽或和鈉等食品添加物。加工食品，如火腿、醃肉、香腸、鹹魚、鹹蛋、芝士、肉鬆、豆豉、罐頭湯、即食麵、即食湯粉、巧克力。醃製蔬菜，如梅菜、榨菜、冬菜、鹽焗花生和話梅。此外，也要避免使用高鈉的調味料，如豉油、鹽、蒜鹽、味精、茄汁、辣椒醬、海鮮醬、濃汁、燒烤醬、蠔油、蘇打粉等。

◆低飽和脂肪

肉類食用前要去肥肉，雞肉、魚肉要去皮，少吃內臟。奶類、芝士和沙拉醬要選低脂或脫脂，並且少吃牛油和多奶油的糕點，蛋黃一週儘量少於3個。

烹調方法以少煎炸，多以蒸、燉、烤、焗、蒜燒為原則。烹煮用油選用植物性油，避免動物性油脂。植物性油，如橄欖油、葵花子油、玉米油、花生油、大豆油、紅花籽油等。動物性油脂，如牛油、豬油、雞油；椰子油含多量飽和油脂應避免。

◆高鈣

每天飲用2～3份的奶製品或多攝取高鈣食品。高鈣食物有加鈣豆奶和橙汁、硬豆腐、豆腐花、魚乾、沙丁魚、罐裝三文魚連骨、蝦米、海帶、芥蘭、金針、雲耳、枸杞等。

◆高鉀

高鉀食物如香蕉、橙、芒果、西柚、番茄、薯類、牛奶、綠色葉菜。

◆高鎂

高鎂食物如未精製的穀類（如全麥麵包）和綠葉蔬菜。

◆高纖維

多吃未精製或未加工的穀類和豆類（如全麥麵包、扁豆、黃豆等），多吃新鮮的蔬果，水果最好連皮吃。

◆其他

利用烹調小技巧可以在少鹽狀況下保持食物的美味以刺激食慾。例如：

1.利用水果增加風味：如檸檬、蘋果、薑、鳳梨、芒果、荔枝。
2.味道強烈蔬菜增添美味：香菜、草菇、洋蔥、韮菜、九層塔。
3.中藥材的利用：人參、當歸、枸杞、川芎、紅棗、黑棗。
4.香辛料的利用：八角、花椒、肉桂、山葵粉等香辛料。
5.低鹽佐料的使用：酒、蒜、薑。
6.糖醋：糖、醋。
7.鮮味：以蒸、燉、烤等方式來保持肉類的鮮味。
8.外食須注意的事項：要求不加鹽、味精、含鹽調味料；辨認高鈉烹調方式：醃、燻、醬、滷、漬；以開水沖除食物的調味料；忌喝湯汁；限制使用含鹽調味品；以蔬果取代鹹點心。

除此之外，要有效預防高血壓的併發症，請儘早戒菸。酒精則以每天少於2罐啤酒或2小杯4盎司的紅酒為準則。

◆避免食用的食物

避免食用的食物如**表5-7**。

表5-7　避免食用的食物

類別	食物
奶類	少吃乳酪，最好使用低脂奶類
魚、肉、豆、蛋類	1.醃製、滷製、燻製的食品，如火腿、香腸、燻雞、滷味、豆腐乳、魚肉鬆等 2.罐製食品，如肉醬、沙丁魚、鮪魚等 3.速食品，如炸雞、漢堡、各式肉丸、魚丸等
五穀根莖類	1.麵包、蛋糕、甜鹹餅乾、奶酥等 2.油麵、麵線、速食麵、速食米粉、速食冬粉等
油脂類	宜用植物油；避免奶油、瑪琪琳、沙拉醬、蛋黃醬等
蔬菜類	1.醃製蔬菜，如榨菜、酸菜、醬菜等 2.加鹽的冷凍蔬菜，如豌豆莢、青豆仁 3.各種加鹽的加工蔬菜汁及蔬菜罐頭 4.芹菜、胡蘿蔔等含鈉量較高的蔬菜宜少食用
水果類	1.乾果類，如蜜餞、脫水水果等 2.各類加鹽的罐頭水果及加工果汁
其他	1.味精、豆瓣醬、辣椒醬、沙茶醬、甜麵醬、蠔油、烏醋、番茄醬等 2.雞精、牛肉精 3.炸洋芋片、爆米花、米果 4.運動飲料

資料來源：謝明哲、葉松鈴（2008）。

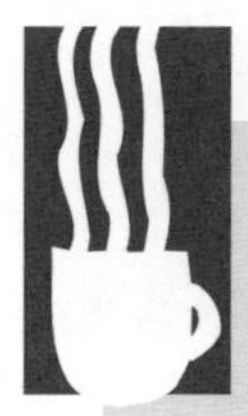

問題與討論

一、高血脂症的營養保健

1.請說明高血脂營養保健的飲食原則有哪些？

2.請說明哪些烹調方式可減少總脂肪的攝取？

3.減少飽和脂肪攝取應儘量避免食用哪些食物？

4.增加血管硬化的脂蛋白為何？減少血管硬化風險的脂蛋白為何？理想值範圍為何？

二、高血壓的營養保健

1.請說明高血壓營養保健的飲食原則有哪些？

2.可利用哪些烹調技巧來保持食物美味，避免少鹽所引起的食慾不振？

3.請說明六大類食物應避免食用的食物有哪些？

4.高血壓在腦部、心臟及腎臟引起的併發症為何？

5.請描述測量血壓的方法及測量前30分鐘應注意的事項。

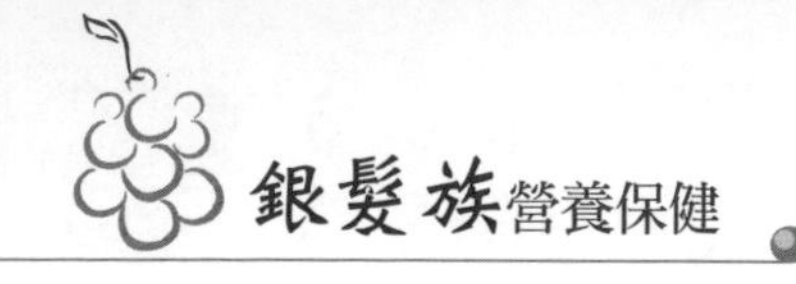

參考書目

行政院衛生署國民健康局（2003）。《高血脂防治手冊：國人血脂異常診療及預防指引》。台北：衛生福利部國民健康署。

金惠民編著（2003）。《疾病，營養與膳食療養》。台北：華香園出版社。

陳淑子等合著（2006）。《生命期營養》。台北：禾楓書局有限公司。

葉松鈴、蕭寧馨、蔡秀玲、林義福、李恒夫編譯（2005）。《生命期營養》。台北：藝軒出版社（原著：Brown et al. *Nutrition Through the Life Cycle*, 2/e）。

趙振瑞等人合譯（2011）。《老人營養學》。台北：禾楓書局有限公司。

謝明哲、葉松鈴編著（2008）。《膳食療養學實驗》。台北：台北醫學大學保健營養學系印行。

Judith E. Brown et al. (2008). *Nutrition Through the Life Cycle* (3th ed). Thomson Wadsworth. USA.

Third Report of the Expert Panel on Detection, Evaluation, and Treatment of High Blood Cholesterol in Adults (Adult Treatment Panel III), 2004

Wedro & Shiel Jr. "Lowing Your Cholesterol", http://www.medicinenet.com/cholesterol/article.htm

Wedro & Stoppler, "Triglyceride Test", http://www.medicinenet.com/triglyceride_test/article.htm

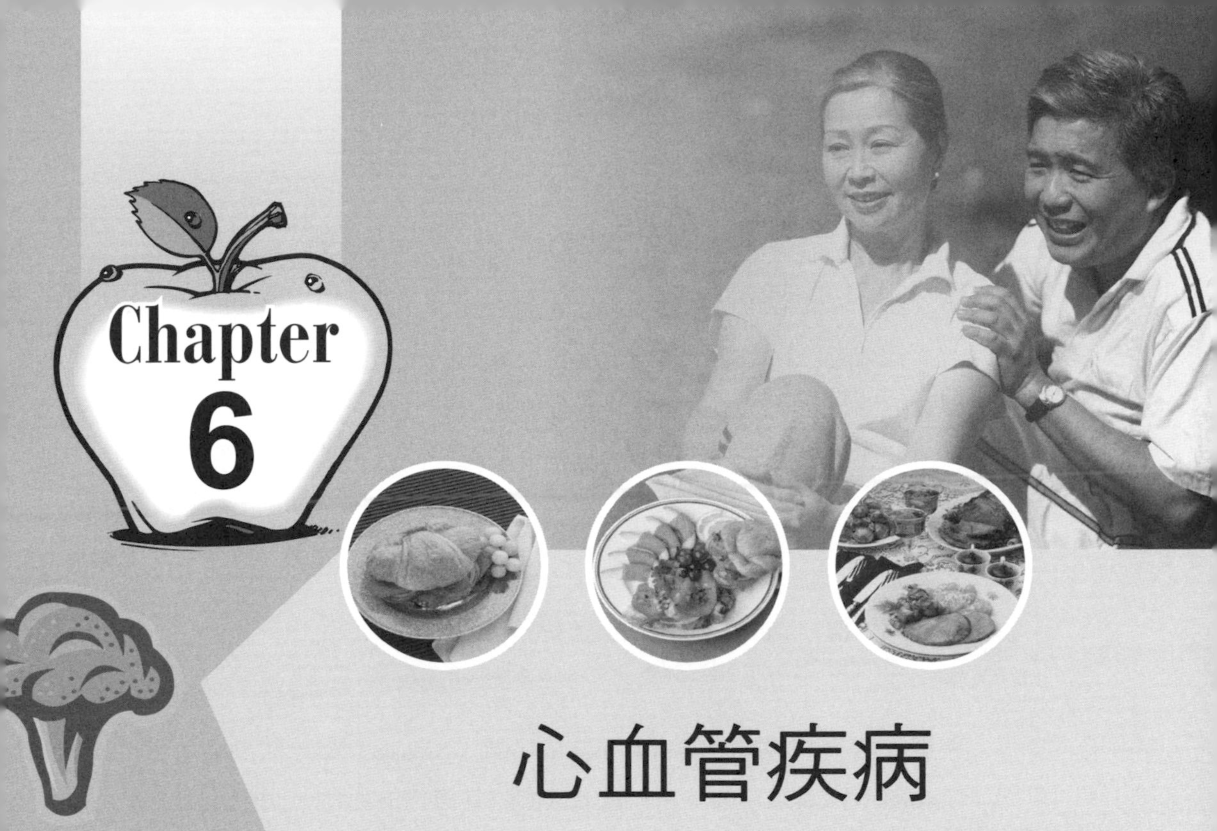

心血管疾病

陳皇光　張美鈴

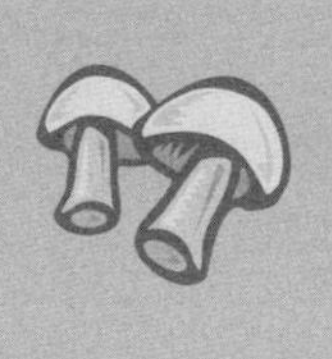

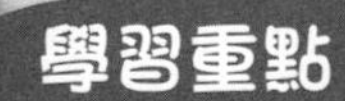

學習重點

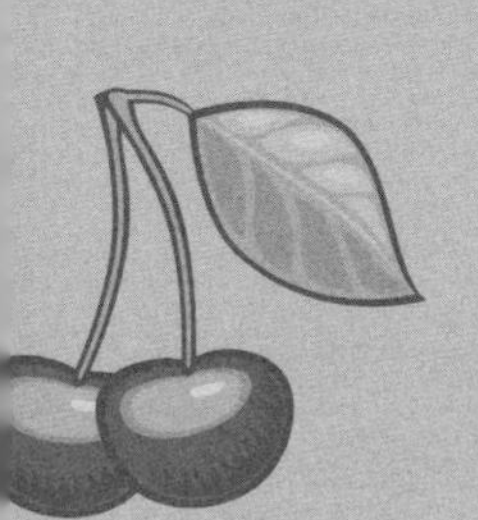

- 常見的心血管疾病為何？
- 什麼是腦中風？腦中風的分類與原因為何？
- 腦中風的症狀與併發症為何？該如何預防？
- 什麼是冠狀動脈心臟病？危險因子為何？
- 冠狀動脈心臟病的誘發原因為何？
- 冠狀動脈心臟病的症狀為何？
- 冠狀動脈心臟病該如何預防與治療？
- 心血管疾病飲食指南與原則

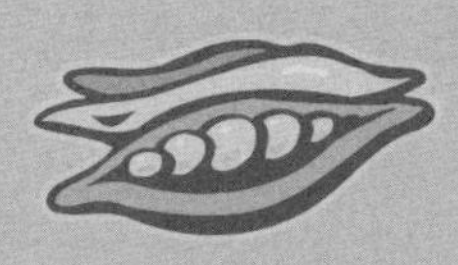

心血管疾病中的腦中風與冠狀動脈心臟病會造成瞬間殘障或死亡，近年來這兩種疾病一直高居國人十大死因的二、三名，對於個人生命及生活品質衝擊極大，在照顧上也會對病患家屬與社會造成嚴重負擔。所以本章的學習重點在於認識這兩種重大心血管疾病的分類、形成原因、發作症狀、併發症與治療方法，希望能透過生活型態與飲食的控制，預防疾病的產生及復發。

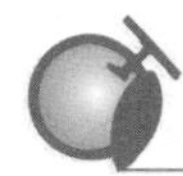

第一節　常見的心血管疾病

銀髮族常見的心血管疾病主要為腦中風（Stroke）與冠狀動脈心臟疾病（Coronary Heart Disease）。腦中風依照其發作的原因，可以區分為缺血性腦中風（Ischemic Stroke）與出血性腦中風（Hemorrhagic Stroke）。冠狀動脈心臟病，暫時性心臟缺氧時稱為心絞痛；若冠狀動脈完全阻塞導致心肌壞死，稱之為心肌梗塞（Myocardial Infarction）。嚴重時會導致心臟衰竭與致命的心律不整。

腦中風與冠狀動脈心臟病會導致瞬間的殘障或死亡，是癌症以外的兩大殺手。

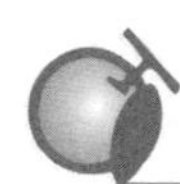

第二節　腦中風

一、什麼是腦中風

當腦血管因為阻塞或破裂導致腦細胞無法得到正常血液灌流獲得氧氣與養分，造成腦細胞壞死，稱之為腦中風。腦部屬於身體中樞神經最重要器官，所以腦細胞壞死會造成身體運動、感覺及智能功能的嚴重損壞。

二、腦中風的分類與原因

(一)缺血性腦中風

因為腦血管阻塞所引起的中風稱之為缺血性腦中風。主要原因為：

1.因動脈粥狀硬化導致血管狹窄或堵塞，病患多半已有高血壓、高血脂、高血糖等病史及吸菸習慣。

2.因心臟產生的血塊（栓子，Emboli）剝落後流入腦血管造成堵塞，病患多半曾有心律不整（例如心房纖維性顫動，Atrial Fibrillation）或心瓣膜疾病。

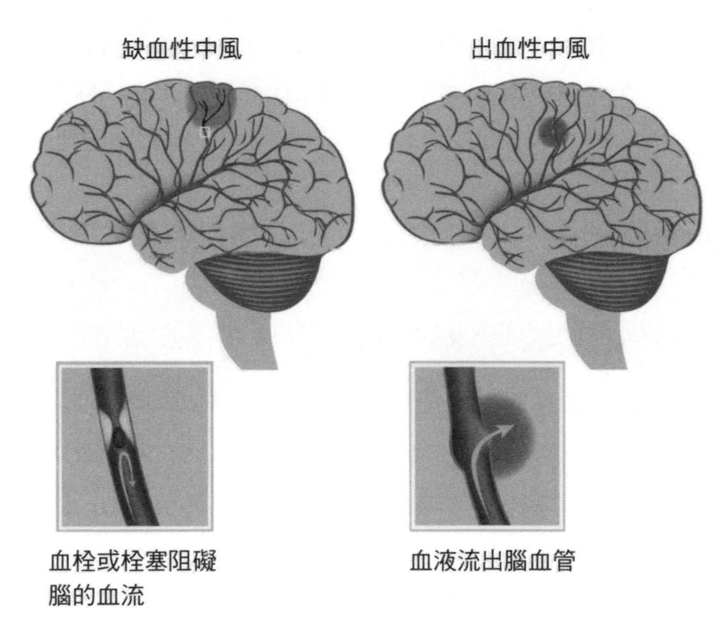

圖6-1 腦中風的種類

資料來源：www.firstaidforfree.com

(二)出血性腦中風

因為腦血管破裂導致的中風稱之為出血性腦中風。主要誘發原因為：

1.高血壓。
2.腦血管瘤（Aneurysm）。
3.腦血管畸形。

(三)短暫性腦缺血發作

因腦部小血管受到血塊堵塞或因血管狹窄造成短暫中風現象，多半只持續數分鐘，在二十四小時內症狀會消失。

但曾經有短暫性腦缺血發作（Transient Ischemic Attack, TIA）的病患，可能有三分之一最後會導致真正的腦中風，而其中二分之一會在一年內發生，所以不可不慎。

三、腦中風的症狀

腦中風的症狀與腦細胞受損的位置相關，常見的症狀如下：

1.突發性半側臉部及肢體無力及感覺異常。
2.突發性失去說話能力或理解力、意識不清及無法吞嚥。
3.視力模糊。
4.無法行走、暈眩或失去平衡能力。
5.嚴重頭痛（常見於出血性腦中風）。

四、腦中風的併發症

腦中風後因為身體多項功能受損，所以可能產生許多併發症：

1.因吞嚥困難及臥床造成吸入性肺炎（Aspiration Pneumonia）。

2.因行動困難造成下肢靜脈栓塞（Deep Vein Thrombosis），形成的血塊有可能導致肺梗塞（Pulmonary Embolism）。

3.大小便失禁（Incontinence）。

4.失語症（Aphasia）：無法清楚表達自己的意念或理解他人的話語。

5.癡呆症（Dementia）：記憶力與智能下降，失去自理生活的能力。

6.憂鬱症（Depression）：因嚴重失能產生情緒低落。

五、腦中風的診斷

1.臨床診斷：依發作症狀作為診斷依據。

2.腦部影像檢查：利用電腦斷層（CT）或磁振造影（MRI）偵測腦中風的性質、位置及嚴重程度。

六、腦中風的治療

1.缺血性腦中風急性期可考慮組織型纖維蛋白溶酶原激活物（Tissue Plasminogen Activator, TPA）的注射治療，目的在溶解血塊，恢復腦血管通暢。

2.併發症之治療如腦水腫及高血壓等。

3.若有腦出血的情形，視情況由醫師考慮手術止血及清除血塊。

4.急性期過後包括語言、職能及行動能力等復健治療。

七、二度腦中風的預防

1.控制血壓、血糖與高血脂症。

2.戒菸。

3.抗血小板藥物如口服阿斯匹靈（Aspirin）或Clopidogrel的治療。

4.若有心律不整的現象，需考慮使用抗凝血藥物如Warfarin。

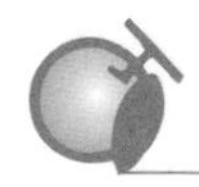

第三節　冠狀動脈心臟病

一、什麼是冠狀動脈心臟病

我們的心臟需要靠三條冠狀動脈輸送氧氣跟養分才能維持正常運作。若冠狀動脈因為高血壓、高血脂與高血糖的原因造成鈣化、膽固醇沉積及疤痕形成，使冠狀動脈狹窄或阻塞，血液灌流不足，就會造成心肌缺氧。

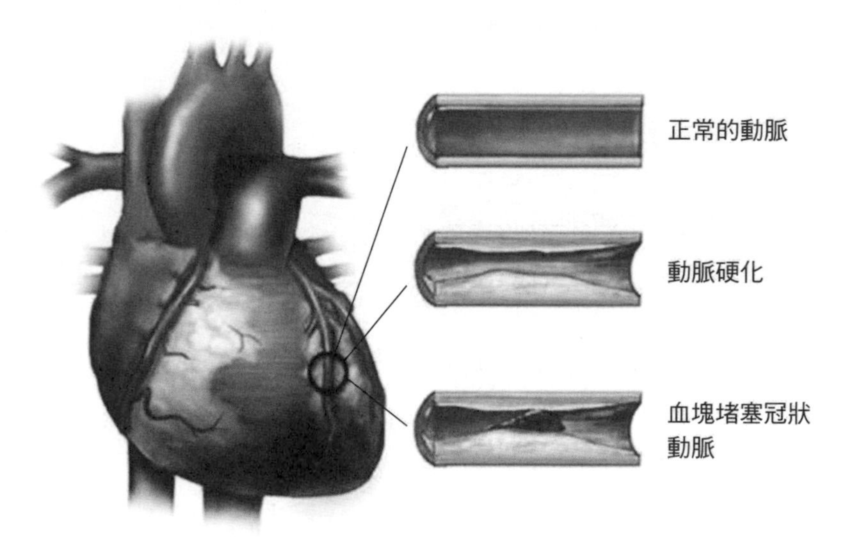

圖6-2 冠狀動脈阻塞示意圖

資料來源：www.estwellandbeyand.com

當暫時性的血液灌流不足產生症狀時，稱之為心絞痛或狹心症（Angina Pectoris）。若冠狀動脈完全阻塞，則可能引發心肌壞死或致命的心律不整，稱之為心肌梗塞。

二、冠狀動脈心臟病的危險因子

重要的冠狀動脈心臟病的危險因子如下：

1.遺傳。
2.老年。
3.男性。
4.高膽固醇血症：低密度脂蛋白（壞的膽固醇，LDL）過高或高密度脂蛋白（好的膽固醇，HDL）過低。
5.吸菸。
6.肥胖。
7.高血壓。
8.糖尿病。
9.缺乏運動。
10.生活壓力。
11.A型性格（缺乏耐心、攻擊性強、喜歡競爭）。

三、冠狀動脈心臟病的誘發因子與症狀

冠狀動脈心臟病好發在心肌需要更多氧氣的狀態，如運動、提重物、餐後、吸菸、天氣冷或焦慮壓力等狀態。常見症狀如下：

1.運動時胸痛或胸部重壓感，有時候疼痛會發生在上腹部，休息後緩解。
2.運動時呼吸困難。

3.運動時下顎痛、肩部疼痛、背痛、左手臂疼痛。

4.心悸或心律不整。

5.頭暈，甚至昏厥。

出現上述狀況應立即至心臟內科就醫。若症狀在休息後仍不能緩解，應考慮尋求援助，立即至醫學中心急診處就醫。

四、冠狀動脈心臟病的診斷及相關檢查

(一)急性期檢查

1.病史詢問與理學檢查：詢問及觀察是否有典型發病症狀及危險因子。

2.靜態心電圖：偵測急性心肌缺氧訊號。

3.血液檢查：在心臟缺氧時可由血液中偵測出心肌旋轉蛋白（Troponin I與Troponin T）與肌酸激酶（Creatine Kinase, CK-MB）濃度升高。

4.心導管檢查：利用心導管伸入冠狀動脈，注射顯影劑偵測冠狀動脈狹窄的位置及阻塞程度，並能同時施予氣球擴張術及支架置放等治療動作，屬於侵入性檢查與治療。

5.胸部X光：偵測心臟大小及肺部有無水腫情形。

(二)非急性期檢查

1.運動心電圖：偵測疑似心絞痛患者是否在運動時出現心肌缺氧狀態。

2.核醫心臟掃描（鉈壓力測試，Thallium Stress Test）：偵測心肌血流是否正常，用於診斷及評估冠狀動脈心臟病治療情形。

3.電腦斷層：偵測冠狀動脈鈣化或狹窄情況。

五、冠狀動脈心臟病的治療

(一)藥物治療

1.抗血小板藥物：例如口服阿斯匹靈或Clopidogrel，防止冠狀動脈血塊形成。

2.乙型阻斷劑（Beta-Blockers）：減緩心跳速率及降血壓，減少心肌需氧量。

3.硝化甘油（Nitroglycerin, NTG）：短效型舌下含片可快速擴張冠狀動脈，增加心肌血流及氧氣供應，一般用於急性發作時期。也有長效型口服藥物或皮膚貼片用於預防發作。

4.其他降血壓藥及降低膽固醇藥物。

(二)侵入性治療

1.經皮冠狀動脈腔內成形術或氣球擴張術（Percutaneous Transluminal Coronary Angioplasty, PTCA或Balloon Angioplasty）及支架置放術（Stent Placement）：俗稱心導管治療。當診斷不明確、藥物控制不良、經常性心肌缺氧發作或合併心臟衰竭時，應考慮接受心導管治療。冠狀動脈氣球擴張術就是將一個極細的氣球，由導管內穿入至冠狀動脈狹窄處，藉由氣球的擴張即可將狹窄處撐開，以改善冠狀動脈的血流；冠狀動脈支架（Stent）是一種金屬製的網狀支撐物，附著在氣球導管上放入體內，在病灶處撐開後，就永久停留在冠狀動脈內，可以將血管壁支撐住使其不再阻塞。

2.冠狀動脈繞道手術（Coronary Artery Bypass Grafting, CABG）：當有多條冠狀動脈阻塞，也無法利用心導管治療時，以病人自身的血管接在主動脈及遠端冠狀動脈，繞道來改善遠端發生阻塞的冠狀動脈血流灌注，並可減輕病人心絞痛及改善生活品質。

六、冠狀動脈心臟病的預防

1.規律服藥防止冠狀動脈血塊形成、擴張冠狀動脈及減少心臟耗氧量。
2.以飲食及藥物控制血脂肪、血糖與血壓。
3.戒菸。
4.控制體重。
5.適度運動，但需要注意避免劇烈誘發心肌缺氧。
6.紓壓。
7.緊急發作時需立即以硝化甘油舌下含片自救，若作用不佳時應立即求助及就醫。

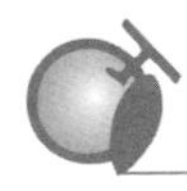

第四節　心血管疾病的營養保健

通常把握幾個飲食原則，即可享受美食又可以同時控制心血管疾病的危險因子；除此之外，配合飲食定時定量、適當地調整生活型態、勿吸菸、少喝酒（適量飲酒也有助於心血管健康，但若飲酒過量則會使血中三酸甘油酯上升），增加活動量，將有助於降低心血管相關疾病發生率。

一、心血管疾病的膳食指南

美國心臟、肺和血液研究中心和國家膽固醇教育計畫針對心血管疾病患者提供膳食指南；另外，針對與年齡有關的考量亦對罹患有心血管疾病的老年人提出治療飲食目標。內容如下：

(一)心血管疾病膳食指南

1.脂肪攝取量應占總熱量25～35%，其中飽和脂肪酸應低於總熱量的

7%以下，單元不飽和脂肪酸應占總熱量20%，多元不飽和脂肪酸應不超過10%。

2.膽固醇攝取量應低於200毫克。

3.碳水化合物應占總熱量50～60%。

4.每日膳食纖維攝取量約20～30克，其中10～25克由可溶性纖維提供。

5.植物性固醇每日應攝取2克（如以塗抹在麵包的方式供應）。

6.體重過重或超重，應該嘗試減肥。

7.每天應該有200大卡消耗在體能活動中。

(二)罹患有心血管疾病老年人飲食目標

1.降低脂肪的總量和型式：食用瘦肉；以多元不飽和脂肪酸和單元不飽和脂肪酸取代飽和脂肪酸。

2.降低反式脂肪酸攝取。

3.降低膽固醇攝取。

4.增加纖維、水果和蔬菜攝取。

5.限制食鹽的攝取。

6.閱讀食品標示。

7.經常運動。

8.保持健康的體重。

9.減少緊張心情。

10.戒菸。

二、飲食原則

改變飲食習慣就可輕易地遠離心血管疾病，進餐時掌握低油、低鹽、高纖維等飲食原則，不僅可享受美食又可降低心血管疾病的危險因子。高血壓飲食原則分別敘述如下：

(一)降低油脂

油膩及含油量較高的食物會使血脂升高；避免選取「看得見油脂」的食物，如肥肉、培根、雞鴨皮、豬皮、魚皮及各種烹調油等，此外，瓜子、花生、腰果、松子等含油量多，亦應限制食用。食物的烹調方式，應拒絕油炸、油煎等方式，多採用清蒸、水煮、涼拌、燒烤或清燉等，以降低油脂的攝取。

(二)少用飽和油脂，多選用富含單元不飽和的油脂

少用豬油或牛油等含飽和脂肪酸油脂烹飪。多選用富含單元不飽和脂肪酸油脂，如橄欖油、花生油烹調食物。

(三)減少鹽分的攝取及儘量避免重口味或刺激性食物

鈉離子主要是控制體內水分的平衡，當攝取過多時，會使水分滯留在體內，增加血壓及心臟的負擔。鈉的最主要來源是食鹽，口味太鹹或太重的飲食習慣會不知不覺地攝食過多的鹽，所以應儘量使用低鹽烹調法，平時飲食應以清淡為原則，以降低食鹽的攝食。

(四)減少精緻醣類的攝取

降低甜食，尤其是糕餅、西點、甜飲料等，富含高熱量甚至高油之食物，宜少吃，以便有效地控制體重，減少心血管相關疾病的發生。

(五)增加高纖維食物的攝取

膳食纖維可幫助身體排出多餘的脂肪及膽固醇，也可以幫助腸道的蠕動，不僅可以預防便祕、降低血壓，還可減少心血管相關疾病、大腸和直腸癌的發生率。每日膳食纖維建議攝取量是25～35克左右；蔬菜、水

果、全穀類食物等是很好的膳食纖維來源。

(六)多攝取含有不飽和脂肪酸及抗氧化成分的食物

Omega-3不飽和脂肪酸（EPA、DHA）能減少血中三酸甘油酯及低密度脂蛋白膽固醇合成，使血栓不易形成，可防止動脈阻塞，有助於降低心血管疾病的發生。富含Omega-3不飽和脂肪酸（EPA、DHA）的魚油存在於鮭魚、沙丁魚、青花魚、鮪魚、秋刀魚、鯡魚等深海魚類，建議每週食用2～3次。另外，某些植物油如芥花籽油也含有Omega-3脂肪酸。

此外，當血液中若含有過多的氧化型低密度脂蛋白膽固醇時，會堆積在血管壁內層，使血管壁增厚、彈性減少，進而造成動脈粥狀硬化；含維生素C、E及多酚類等抗氧化物質的食物，如南瓜、番茄、菠菜、花椰菜和綠茶等，都是能減少LDL氧化發生的抗氧化物質來源，可避免血管栓塞的發生。

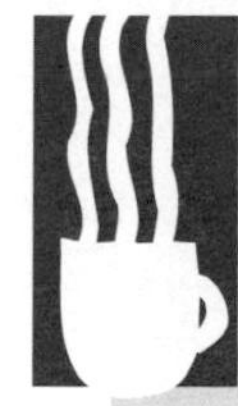

問題與討論

1.請說明心血管疾病營養保健的飲食原則？

2.除了魚油含有豐富的Omega-3不飽和脂肪酸外，哪種植物油也含有Omega-3脂肪酸？

3.請問哪些食物是良好膳食纖維的食物來源？

4.缺血性腦中風的原因為何？出血性腦中風的原因為何？

5.腦中風後除了肢體麻痺外常見的併發症為何？

6.冠狀動脈心臟病的危險因子為何？

參考書目

金惠民編著（2003）。《疾病，營養與膳食療養》。台北：華香園出版社。

陳淑子等合著（2006）。《生命期營養》。台北：禾楓書局有限公司。

葉松鈴、蕭寧馨、蔡秀玲、林義福、李恒夫編譯（2005）。《生命期營養》。台北：藝軒出版社（原著：Brown et al. *Nutrition Through the Life Cycle*, 2/e）。

謝明哲、葉松鈴編著（2008）。《膳食療養學實驗》。台北：台北醫學大學保健營養學系印行。

羅秉漢。〈心導管治療術——氣球擴張術（PTCA）及支架置放術（STENT）〉，http://www.cmuh.org.tw/HTML/dept/1100/Page10146/Page13141/Page10152/page101522.html

Bryg, "Risk Factors for Heart Disease", http://www.webmd.com/heart-disease/risk-factors-heart-disease

Judith E. Brown et al. (2008). *Nutrition Through the Life Cycle* (3th ed). Thomson Wadsworth. USA.

Kulick & Marks, "Heart Attack(Myocardial Infarction)", http://www.medicinenet.com/heart_attack/article.htm

National Heart Lung and Blood Institute, "What Are Coronary Heart Disease Risk Factors?", http://www.nhlbi.nih.gov/health/health-topics/topics/hd/

"Troponin test", http://www.nlm.nih.gov/medlineplus/ency/article/007452.htm

Wedro & Shiel Jr. , "Stroke", http://www.medicinenet.com/stroke/article.htm

Wedro, Kulick & Shiel, "Transient Ischemic Attack (TIA, Mini-Stroke)", http://www.medicinenet.com/transient_ischemic_attack_tia_mini-stroke/article.htm

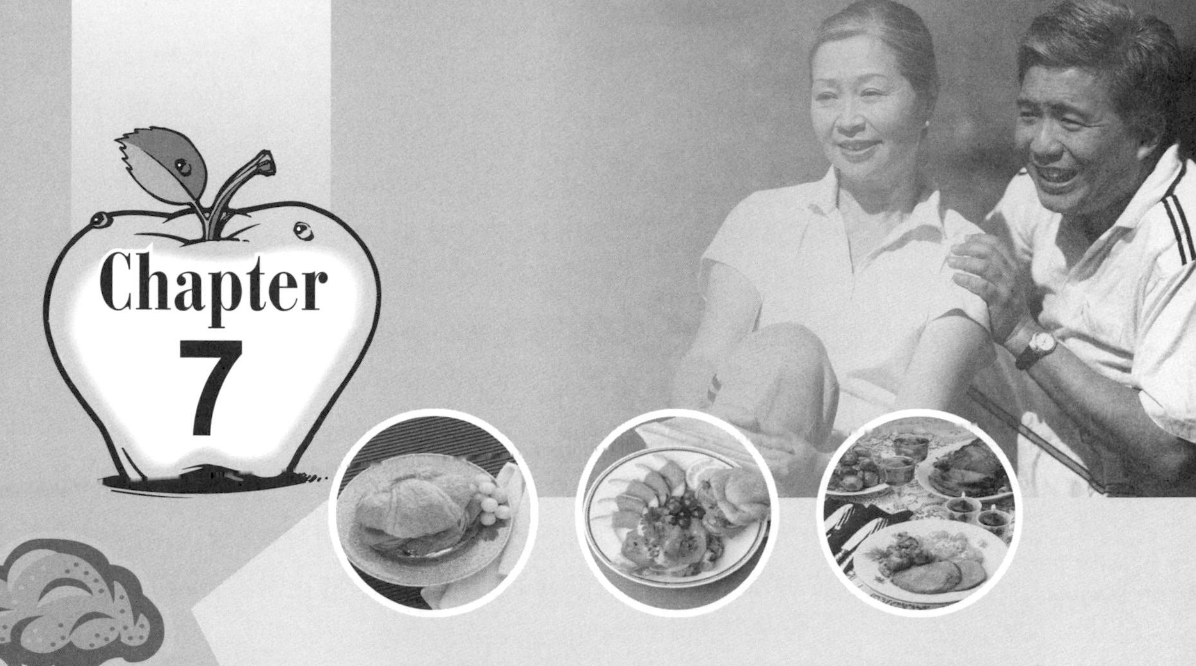

腎臟疾病與痛風

陳皇光　陳巧明

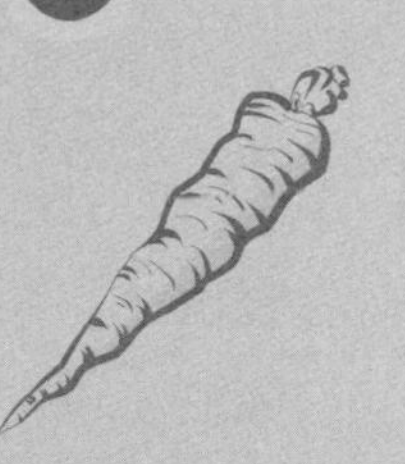

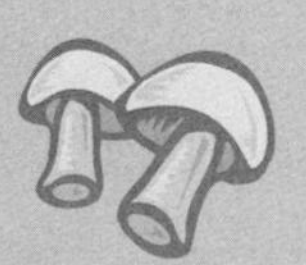

學習重點

- 腎臟的主要功能為何？如何評估其功能？
- 腎臟功能異常的原因為何？其異常的症狀為何？
- 腎臟疾病該如何預防與治療？
- 什麼是高尿酸血症？原因為何？
- 什麼是痛風？其誘發之原因與症狀為何？
- 高尿酸血症與痛風該如何預防與治療？
- 腎臟相關疾病之營養照顧
- 痛風病人之營養照顧

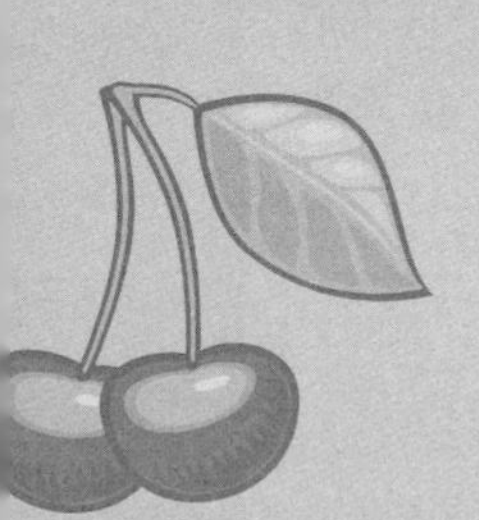

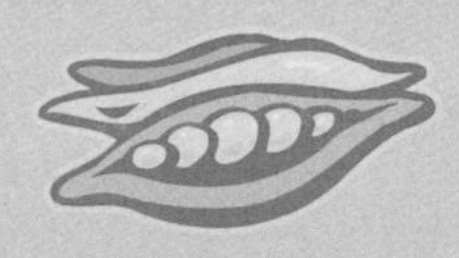

第一節　腎臟疾病

腎臟負責排除體內代謝後的廢物與毒素，維持體內水分、電解質、酸鹼平衡，保留有用的物質回收體內，並且與造血功能、免疫功能及血壓維持等息息相關。腎臟衰竭需要長期血液透析治療並且有極多的併發症，嚴重影響生活品質，是近年十大死因的常客，更是社會醫療支出的一大支出。本章節的學習重點在於瞭解腎臟的功能、腎臟疾病形成的原因、預防與治療方法及如何透過飲食的調整，來維持正常的腎臟的功能。

一、腎臟的功能

(一)腎臟的位置

腎臟為蠶豆形狀，約拳頭大小，左右各一，位於腹腔後方，右腎位於肝臟下方，而左腎位於脾臟下方，大約在胸椎第十二節到腰椎第三節的位置（**圖7-1**）。

(二)腎臟的構造

腎臟分為實質部跟腎盂。腎動脈由主動脈分支出來，每天帶大量血液進入腎臟中，從實質部將廢物濾出進入腎盂，變成尿液，經由輸尿管、膀胱及尿道排出體外。排出廢物後的血液經由腎靜脈離開腎臟流進下腔靜脈，再度進入體內循環（**圖7-2**）。

(三)腎臟的重要功能

1.調節體內的水分與電解質。

2.排除體內廢物，如尿素、毒素及藥品。

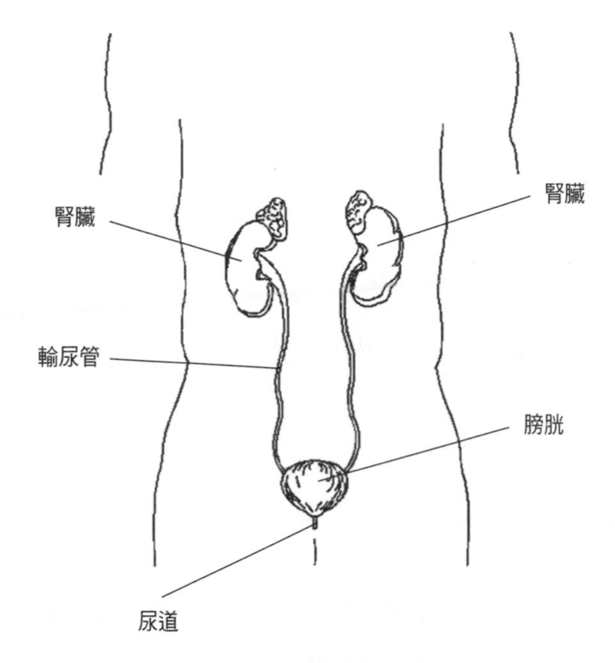

圖7-1　腎臟的位置

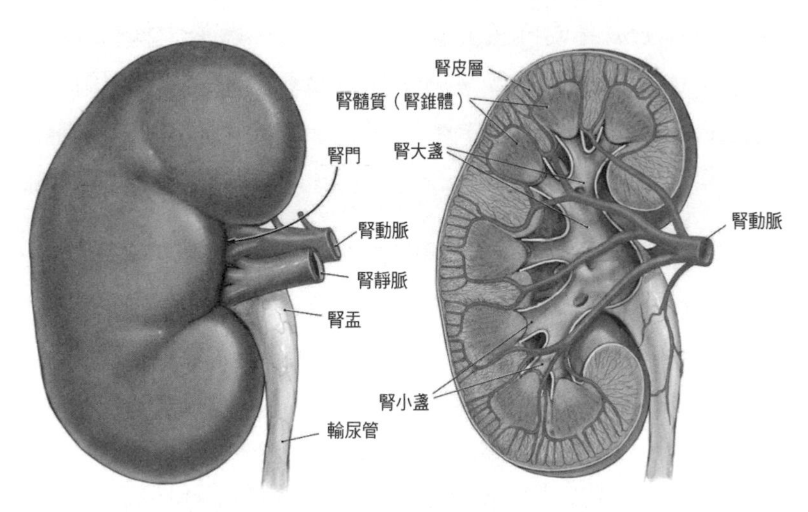

圖7-2　腎臟的構造

資料來源：www.medicinenet.com

3.保留有用物質，如糖分及蛋白質。

4.維持酸鹼平衡。

5.分泌腎泌素（Renin），可和體內其他維持血壓電解質的荷爾蒙如血管收縮素（Angiotensin）、抗利尿激素（Antidiuretic Hormone, ADH）、醛固酮（Aldosterone）及心房利鈉肽（Atrial Natriuretic Peptide）交互作用。

6.分泌紅血球生成素（Erythropoietin）刺激骨髓製造紅血球。

二、腎功能異常的原因

(一)急性腎功能受損

1.腎前原因：因為低血壓、脫水、失血、休克或心臟衰竭造成腎臟血液灌流不足，引起腎功能受損。

2.腎臟內在原因：因為藥物（例如顯影劑、胺基糖甙類抗生素Aminoglycoside或抗黴菌藥等）、毒素、感染、橫紋肌溶解症、尿酸（Uric Acid）過高、腫瘤或肝臟衰竭所引起急性腎小管壞死（Acute Tubular Necrosis）。

3.腎後原因：因為尿道結石、腫瘤或男性攝護腺肥大造成尿路阻塞，引起腎功能受損。

(二)慢性腎功能受損

1.糖尿病。

2.高血壓。

3.腎絲球腎炎（Glomerulonephritis），如自體免疫性疾病如紅斑性狼瘡（Systemic Lupus Erythematosus, SLE）或其他免疫性疾病所引起。

4.遺傳性多囊腎病（Polycystic Kidney Disease）。

5.尿路阻塞，如腎結石、腫瘤或攝護腺肥大。

6.藥物，如長期使用止痛藥。

三、腎臟異常的症狀

(一)腎機能受損的症狀

腎臟的功能相當強大，所以會有非常長的時期即便是腎功能已經受損，但是仍然沒有任何症狀。當腎功能持續惡化時，最後當腎臟完全失去功能時，稱之為末期腎病（End Stage Renal Disease, ESRD）或俗稱的尿毒症（Uremia）就會出現下列症狀及徵候：

1.少尿。

2.水腫。

3.食慾下降、噁心或嘔吐。

4.嚴重疲倦感。

5.呼吸有尿臭味。

6.頭痛或意識不清。

7.出血傾向導致皮膚易瘀青。

8.四肢感覺異常。

9.肌肉抽筋或骨頭肌肉疼痛。

10.失眠。

11.皮膚搔癢、皮膚變黑。

12.體重下降。

(二)腎機能受損的併發症

1.高血壓。

2.貧血。

3.高血鉀症、高血磷症。

4.肺水腫與心臟衰竭導致氣喘。

5.副甲狀腺亢進。

6.骨質疏鬆導致骨折。

7.性無能。

8.免疫力下降。

四、腎功能的評估

腎臟檢查的主要目的在於診斷腎功能異常的原因及評估腎臟功能是否受損。常用的檢查如下：

1.尿液檢查：檢查是否有尿蛋白、血尿、感染疾病、尿液結晶（評估有無結石）及尿液圓柱體（Casts，評估是否有腎絲球腎炎）。

2.血液腎功能檢查：一般最常用的是尿素氮（Urea Nitrogen, UN）與肌酸酐（Creatinine, CRE）。

3.腎絲球過濾率（Glomerular Filtration Rate, GFR）：評估腎功能的標準方法。可收集24小時尿液評估，或由血液中的肌酸酐濃度與年齡代入公式計算出概略的數值。

4.其他血液檢查：白蛋白（Albumin）、全血球計數（Complete Blood Cell Count, CBC）、血糖、自體免疫指標、尿酸、電解質（如鈉、鉀、鈣、磷）等。

5.影像檢查：腎臟超音波、腎臟電腦斷層或磁振造影、泌尿道攝影或侵入檢查（如腎臟切片）等。

6.其他檢查：血壓、胸部X光（評估肺部及心臟功能）、骨質密度（Bone Density）檢查。

五、腎臟疾病的預防與治療

(一)腎臟疾病的預防

腎臟疾病的預防最重要在於原因的去除，特別是血糖及血壓的控制、腎絲球腎炎與尿路阻塞或感染的治療、避免服用具有腎毒性藥物。

(二)腎臟疾病治療的方法

◆去除腎臟功能惡化的原因

1.積極控制血壓可減緩腎功能受損的速度，血壓控制目標在收縮壓小於130mmHg與舒張壓小於80mmHg。最常使用的藥物為血管張力素轉化酶抑制劑（ACEI）、血管張力素II接受體阻斷劑（ARB）。
2.控制血糖在正常範圍。
3.治療腎絲球腎炎、尿路阻塞及感染。
4.避免使用有腎毒性的藥物，調整經由腎臟代謝的藥物劑量。
5.低蛋白食物。

◆治療腎功能受損的併發症

1.治療貧血。
2.治療水分滯留：限制鹽分及水分，必要時使用利尿劑。
3.治療骨質疏鬆症：在醫師及營養師的指導下補充鈣質及維生素D。
4.限制高鉀離子及高磷離子的食物。
5.治療酸血症。

◆腎功能替代療法

末期腎病時，藥物與飲食控制皆已失去效果，所以需要血液透析（Hemodialysis，俗稱洗腎）或腹膜透析（Peritoneal Dialysis）才能維持身體的正常機能，對於生活品質會有嚴重影響。

◆腎臟移植

腎臟移植可解決腹膜透析與血液透析帶來的不便與併發症，但並非每人都有機會獲得腎臟捐贈的機會，而且移植後還是需要終生服用抗排斥藥，仍舊有很多感染的風險存在。

六、腎臟疾病的營養照顧

良好的營養狀態，可以維持正常的腎臟功能，對於慢性的腎臟疾病，亦能減緩腎臟功能的衰退，所以腎臟病病人應該適當飲食，以獲取足夠的營養。如果是其他疾病所引起的腎臟疾病，如高血糖及高血壓，那麼良好的血糖控制及血壓控制是必需的。不同的腎臟疾病有不同的營養照顧重點，分述如下：

(一)尿失禁的營養照顧

尿失禁的成因主要與婦女懷孕或男性攝護腺肥大及切除有關，長期便祕導致骨盆腔底的肌肉損傷亦是因素之一，因此，當個案有小便失禁的情況發生，飲食照顧以改善症狀為原則。

尿失禁的飲食照顧如下：

1.避免攝取咖啡因及酒精，因為這些成分具有利尿的作用，可能惡化小便失禁的症狀。
2.停留在靠近廁所的地方，以免來不及如廁。
3.改善便祕的問題，避免用力排便，可以減少骨盆腔底的肌肉損傷。
4.避免過多液體攝取，增加膀胱壓力而惡化小便失禁。

(二)尿道感染的營養照顧

尿道感染常發生在身體虛弱、免疫功能下降，或是罹患糖尿病的老年人，嚴重的尿道感染，有時會併發急性腎炎或敗血症而危害生命。特別是臥床及插尿管的老年人，需特別注意水分的攝取，以免增加尿道感染的機會。

尿道感染的飲食照顧如下：

1.良好的營養狀態，提升身體的免疫功能，可以降低尿道感染的機會。
2.每日攝取1,500～2,000毫升的水分，有助於減少尿道感染的機會。
3.研究指出，每日300毫升的蔓越莓汁可以減少細菌的附著，降低尿道感染的風險。
4.維生素C可以降低細菌的繁殖，亦具有降低尿道感染的機會，所以每日適當水果攝取，或是補充維生素C錠片，都具有實質上的幫助。

(三)腎結石的營養照顧

腎盂、腎盞、輸尿管、膀胱及尿道均可能發生結石。其中男性的比例高於女性。老年人如果出現尿失禁問題，通常會減少水分的攝取，而增加結石的機會，男性有攝護腺肥大問題，也經常因排尿不完全，而導致餘尿在膀胱中沉積，增加膀胱結石的機會。

最常見的結石為草酸鈣結石，研究顯示，攝取過量蛋白質、鈉及草酸鹽的老年人可能比較容易產生結石，這是因為蛋白質攝取增加會促使鈣、草酸鹽及尿酸由腎臟排出，降低尿液酸鹼值；而過多的鈉攝取，會增加鈣及尿酸的排出，都會增加草酸鈣結石的發生率。

部分食物中含有高量的草酸，攝取過多會增加尿中草酸的排泄，而增加草酸鈣結石發生的機會，因此，腎結石患者通常必須限制高草酸的食物，如菠菜、甜菜、花生、巧克力、紅茶、秋葵、小麥麩及草莓等。

過去的認知認為，高鈣飲食可能會增加尿中鈣的排出，而增加腎結石的機會，因此鼓勵腎結石患者攝取低鈣飲食。但長期攝取低鈣飲食，可能會增加骨質疏鬆的危險性。然而近幾年的研究，卻推翻了之前的說法，最新的研究顯示，高鈣飲食其實可以減少腸道中草酸的吸收，而使草酸鈣結石的機率降低，但是這個現象只限於從天然食物攝取高鈣飲食，若額外補充鈣片，則發生結石的風險還是會增高。

腎結石的飲食照顧如下：

1.增加水分的攝取，每天應攝取3公升的水來稀釋尿液。
2.可在傍晚時補充水分，避免夜間尿液濃縮，增加結晶析出的機會。
3.水分應占液體攝取的50%。
4.咖啡、茶及酒具有利尿的作用，可降低結石的風險。
5.葡萄柚汁可能增加結石的風險。
6.避免攝取過多蛋白質。
7.避免攝取過多鹽分。
8.避免服用高劑量維生素C，因為可能代謝產生更多的草酸，增加草酸鈣結石的機會。
9.從飲食中適當攝取鈣質。
10.避免高草酸的食物攝取，如菠菜、甜菜、花生、巧克力、紅茶、秋葵、小麥麩及草莓等。
11.如果是尿酸結石，應該減少高普林食物的攝取，如內臟、干貝、沙丁魚等，避免攝取過量蛋白質，並限制酒精的攝取。

(四)腎衰竭的營養照顧

老年人腎功能異常經常與其他健康問題有關，包括高血壓、動脈粥狀硬化、液體與電解質異常、藥物引發腎臟功能衰退、急性腎衰竭與慢性腎衰竭等，所以飲食照顧必須同時考慮其他疾病的共同影響。

◆急性腎衰竭的營養照顧

引起急性腎衰竭的原因包括腎臟血流灌流不足、腎臟實質組織損傷、阻塞等，一般而言，腎臟血流灌流不足及阻塞原因引起的急性腎衰竭，只要能即時的診治，很快就可以痊癒，不需特別營養的介入。老年人經常因藥物、敗血症或創傷導致腎臟實質組織損傷，早期會有多方面的組織破壞，因此常使用血液透析治療來降低尿毒症狀及酸血症。在營養照顧方面，急性腎衰竭患者有時會因為嘔吐、腹瀉而無法由口進食，此時可以使用靜脈營養的方式，提供病患部分或全部的營養。

①蛋白質

在蛋白質給予方面，高蛋白飲食可能會增加尿素的產生，增加腎臟的負擔或透析的次數，所以未透析的患者，蛋白質建議量為0.5～0.8公克／公斤／天，使用透析治療的患者，蛋白質建議量為1～2公克／公斤／天。當病患病情逐漸穩定，但腎臟功能尚未完全恢復之前，蛋白質建議量為0.8～1公克／公斤／天。

②熱量

急性腎衰竭患者體內處於高異化代謝的狀態，需要足夠熱量來符合需求。一般急性腎衰竭患者，需要的熱量介於30～40大卡／公斤／天，過多的熱量攝取會產生過多二氧化碳，增加呼吸的負擔，熱量不足會消耗體內的蛋白質來產生熱量，惡化營養狀態與腎臟功能。

③液體及鈉

急性腎衰竭的初期經常是寡尿的，因此需要注意患者水分及電解質的平衡，避免水分過多積留在體內，造成水腫的現象。一般而言，飲食中的水分以尿量再加上500～700毫升為原則，在沒有進行透析的情況，病人每日體重的增加以不超過0.5公斤為原則。在寡尿期應該嚴格限制鈉的攝取，平均一天鈉的攝取量為0.5～1公克（約等於1～2公克的鹽）。當腎功能逐漸恢復並進展至多尿期，此時鈉及水分都會大量排除於尿液，此時提供足夠的鈉及水分攝取，可以避免身體脫水及血鈉過低。

④鉀

腎臟負責大部分鉀的排泄，並且控制血鉀的平衡。因此當腎臟受損時，需要小心的監測鉀的需要。急性腎衰竭時，鉀不易從尿液排泄，容易導致高血鉀症，而引發心律不整及休克，因此密切的監測血鉀濃度是必須的。透析是移除鉀離子最主要的方式，當病患沒有規律透析的時候，應減少鉀離子的攝取。減少鉀離子攝取的方法為：

1.減少高鉀蔬菜的攝取，如川七、莧菜、菠菜、空心菜、荸齊、芋莖、茼蒿、紅莧菜、白鳳菜、韭菜、黑甜菜、青花菜、芹菜、甘藷葉、苜蓿芽、草菇、金針菇、柳松菇、洋菇、猴頭菇。
2.鉀離子容易溶於水，可以將蔬菜切小塊後，以滾水燙過後撈起，再以油炒或油拌的方式烹調，可以減少鉀的攝取。食物經煮熟後，鉀會流失於湯中，因此避免喝湯，也可減少鉀離子的攝取。
3.避免食用高鉀的水果，鉀含量＞300毫克／份的水果有美濃瓜、哈密瓜、木瓜、玫瑰桃、奇異果、聖女番茄、草莓，其他鉀含量高的食物還有山藥、皇帝豆、南瓜、奶類等，也應減少食用。
4.勿食用雞精、濃縮肉湯或肉汁拌飯，濃肉湯亦含有高量鉀離子。
5.避免飲用咖啡、茶、雞精、人參精及運動飲料，白開水是最好的飲料。
6.不可使用市售的低鈉鹽或薄鹽醬油，因其大部分使用氯化鉀來取代氯化鈉，會增加鉀的攝取。
7.堅果類、巧克力、梅子汁、番茄醬、乾燥水果乾及藥膳湯均含有高量的鉀，需注意食用。

◆慢性腎衰竭的營養照顧

慢性腎衰竭是不可逆的腎功能喪失，最後會發展成腎病末期，必須依賴透析的方式維持生命。老年人發生慢性腎衰竭的原因可能與高血壓、糖尿病有關，因此，良好的控制高血壓及糖尿病對於維持腎臟功能具有助益。

過去的研究發現，低蛋白質飲食能降低單一腎元的腎絲球過濾率及其微血管的血流速率，增加受損腎元的存活率，而延緩腎衰竭的進行。早期慢性腎衰竭患者的營養治療目標為：維持病患良好的營養狀態、降低含氮廢物的產生以減輕尿毒症狀而延緩腎衰竭進行。飲食原則包括攝取足夠的熱量、限制蛋白質與磷的攝取、避免鈉及鉀含量高的食物等等。

①熱量

早期慢性腎衰竭患者的營養照顧中，維持患者良好的營養狀態，是延遲腎衰竭進展的重要關鍵因素，因為低蛋白飲食常因為熱量攝取不足而導致營養不良，反而加速腎衰竭進行，因此建議每公斤體重攝取30～35大卡的熱量。由於米飯、麵條等亦含有大量蛋白質，為了避免蛋白質過量，通常必須攝取低氮澱粉及部分油脂來增加熱量。**表7-1**為常見的低蛋白高熱量食物，可以使用這些食材，設計符合慢性腎衰竭患者的餐點。

表7-1　低蛋白高熱量的食物

低氮澱粉	冬粉、澄粉、米粉、涼粉、粉皮、粉條、粉圓、西谷米、粉粿、藕粉、玉米粉、地瓜粉、太白粉、番薯粉、糖飴、蜂蜜、冰糖
烹調油脂	黃豆油、葵花油、芥花油、橄欖油等

②蛋白質

蛋白質雖然是身體的必須營養素，但是過多蛋白質的攝取，會加速慢性腎衰竭的進展，因此，一般建議如下：

腎絲球過濾率＞55ml/min：蛋白質建議0.8公克／公斤／天
腎絲球過濾率25～55ml/min：蛋白質建議0.6公克／公斤／天
腎絲球過濾率＜25ml/min：蛋白質建議0.6公克／公斤／天，且熱量需提供每公斤體重35大卡

為了減少尿素氮的形成，建議蛋白質的來源最好60%以上來自於高生理價蛋白質，如牛奶、瘦肉、蛋類及黃豆類製品等，筋、皮等蛋白質品質不佳的食物應避免食用。

③磷

慢性腎衰竭的患者，受損的腎元無法將大量的磷排泄出去，而導致磷在體內堆積，造成高血磷血症，會導致患者皮膚發癢、骨質病變及腎功能惡化等問題，所以必須控制含磷食物的攝取。高蛋白質食物通常含有較多的磷，在低蛋白飲食的控制下，只要能避免攝取下列高磷的食物（**表7-2**），通常能將磷的攝取量控制在800～1,200毫克之間。

表7-2　高磷的食物

豆類	毛豆、綠豆、紅豆、蠶豆等
種子堅果類	核桃、花生、腰果、杏仁、瓜子、南瓜子、葵花子等
內臟類	肝臟、腎臟、腦等
其他	巧克力、可可、酵母、胚芽、汽水等

④鈉

慢性腎衰竭患者常出現水腫及高血壓的現象，此時需降低鈉的攝取，每日鈉的攝取應控制在2～3公克（約5～7公克的鹽），並避免食用高鈉的加工食品，如起司、泡麵、醃肉、火腿、香腸、鹹魚、罐頭、醬菜、蜜餞、鹹酥餅乾等，一些調味料亦含有高量的鈉，需小心使用，例如醬油、味噌、辣椒醬、豆瓣醬、番茄醬等。

⑤鉀

腎臟是排泄鉀的重要器官，一般而言，慢性腎衰竭患者每日尿量高於1,000毫升時，其鉀的代謝通常能維持在正常的範圍，並不需要特別限制飲食中鉀的攝取。因此，鉀的限制應依照個案的狀況來限制，當個案血鉀濃度過高時，才限制鉀的攝取。鉀的限制參考急性腎衰竭的章節。

(五)末期腎臟疾病的營養照顧

當腎絲球的過濾率逐漸降低，腎功能降低至無法排泄體內的尿素、代謝產物，而出現氮質血症，即為腎病末期，或稱為尿毒症。末期腎病患者常因為尿毒症引起噁心、嘔吐、味覺改變及食慾不振等問題，而減少飲食攝取，造成病患營養不良，此時若不進行透析治療，可能會危害生命，病人可以選擇血液透析或腹膜透析進行治療。在營養的照顧方面，維持良好的營養狀態、控制水腫與電解質平衡、預防骨骼病變、改善血脂異常、降低患者的合併症與延長壽命是主要的目的。因此，提供患者合適的飲食計畫、定期監測與評估營養的狀態，可以防止老年人因末期腎病引起的營養不良問題。

◆血液透析的營養照顧

①熱量

攝取足夠熱量對於血液透析患者非常重要，臨床上常見因熱量攝取不足導致血清白蛋白降低。足夠的熱量可以避免體內組織蛋白分解，並減少飲食中的蛋白質分解成熱量使用，促進氮的平衡。建議血液透析的老年人，每公斤乾體重提供30大卡的熱量。

②蛋白質

血液透析患者每次透析均會造成血液及蛋白質的流失，根據美國國家腎臟基金會的建議，穩定透析的患者每公斤乾體重約需提供1.2公克的蛋白質，其中至少50%來自於高生理價的蛋白質。

③鉀

腎臟是排泄鉀的重要器官，血液透析患者因為腎臟功能喪失，無法維持血鉀平衡，因此通常需要限制鉀的攝取。血鉀濃度過高，會造成患者心律不整或突然的心臟停止跳動而導致死亡，因此血鉀的監控非常重要，患者通常必須限制上述高鉀食物的攝取。除此之外，楊桃除了含高量的鉀，亦含有某種神經毒素，腎病末期患者腎功能喪失，無法從腎臟順利排除，會導致病人出現打嗝、肢體麻木、痙攣、意識障礙等症狀，應該避免食用。

造成血鉀過高的因素不單是飲食的問題，透析不足、便祕、嚴重酸中毒、血糖上升或是藥物亦會造成血鉀過高，所以當老年人出現高血鉀血症問題時，除了飲食評估以外，應評估是否有其他疾病問題同時存在。

④鈉及水分

血液透析患者需降低鈉的攝取，以免水分蓄積及造成口渴而增加水分攝取。鈉的攝取應控制在每日2～3公克（約5～7公克的鹽）。市售的低鈉鹽多以鉀離子取代鈉離子，因此含有高量的鉀，血液透析患者應避免食用。

血液透析患者水分的攝取量需依據患者尿量及水腫的情況調整。一般而言，水分的攝取量以尿量再加上500～700毫升為原則。體重亦是一個良好的評估指標，血液透析患者水分攝取的允許量，每次透析之間體重增加以不超過體重的5%為原則，舉例而言，乾體重為60公斤的患者，每次透析間隔的體重增加以不超過3公斤為原則。體重增加太多，會增加透析的合併症，如血壓突然下降、抽筋等，增加透析的危險性。此外，過多水分積留，會增加心臟的負擔，同時造成血壓的上升，長期水分控制不良會增加心臟衰竭的風險。但也不要過度的水分控制，以免導致患者營養攝取不足，而導致營養不良的發生。

血液透析患者可以經由測量每日體重變化，來控制水分的攝取量，以維持二次透析之間體重增加不超過乾體重的5%為原則，以下是水分控制技巧，可以幫助患者控制水分的平衡。水分控制技巧如下：

1.少吃醃漬及加工食品，這類食品常因含有高量鹽分，容易引起口渴。
2.將一日可飲用的開水，用固定容器盛裝，並將這些水分分配在一天內飲用。
3.夏日時，可將一日飲用水的一部分，混合少量檸檬汁結成冰塊，口渴時，含一粒冰塊在口中，讓冰塊慢慢融化，具有清涼解渴的作用。
4.感到口渴時先用溫水漱漱口，再將飲用水含在口中數秒鐘，然後慢慢的吞下，也有助於改善口渴的感覺。

5.平時塗上一點護唇膏，也有助於降低嘴唇乾燥的感覺。

6.嚼食口香糖也可以減緩口渴的感覺。

7.規律而輕度的運動，可以促進排汗，亦有助於水分的控制。

⑤鈣與磷

長期透析患者容易出現代謝性骨病變，這是因為腎臟衰竭，造成維生素D代謝障礙及副甲狀腺機能異常，無法維持鈣與磷平衡所致。當腎臟功能下降，磷無法由腎臟排除而沉積在體內，此時受損的腎臟活化維生素D_3的能力降低，導致血鈣濃度下降。當身體血鈣濃度下降，會促進副甲狀腺激素分泌，促進骨骼釋放鈣質並促進腎臟活化維生素D_3以增加腸道對鈣質的吸收。但由於血液透析患者腎功能喪失，無法排除磷且不能活化維生素D_3，所以無法促進腸道吸收鈣質，只剩下副甲狀腺素促進骨骼釋放出鈣質，因而導致骨骼去鈣化作用，而造成骨病變。為避免此現象發生，調整透析液中鈣的濃度並補充活化態的維生素D_3，都有助於改善患者低血鈣症的問題，而較少於飲食中增加鈣質的攝取，因為飲食中鈣質含量高的食物，通常亦含有高量的磷，較難在磷的控制之下補充足夠的鈣質。

由於血液透析對磷的清除率有限，為避免高血磷發生，通常必須嚴格限制磷的攝取。但是因為血液透析患者需要較高的蛋白質攝取，而高蛋白食物也常含有高量的磷，為了讓患者能攝取到足夠的蛋白質，血液透析患者通常在用餐時，必須服用磷結合劑，以降低磷的吸收，使血磷可以維持在理想值。過去常用氫氧化鋁作為磷結合劑，但是部分鋁會被腸道吸收，引起鋁沉積的慢性中毒，包括透析性癡呆、骨病變及貧血。故目前多使用鈣化合物的磷結合劑，如碳酸鈣、醋酸鈣等，除非病患血鈣與血磷濃度乘積大於70時，為避免造成組織鈣化，仍需使用鋁結合劑。

⑥鐵

血液透析患者容易出現貧血的問題，主要是因為腎臟無法合成足夠的紅血球生成素，導致造血功能異常；再加上每次透析時都會有血液的流失，所以缺鐵性貧血亦常發生。通常透析病人，醫生會定期為他們注射紅血球生成素，以促進紅血球的合成。在鐵質攝取方面，除了鼓勵病人多吃富含鐵質的瘦肉以外，必要時也可以使用靜脈或是口服鐵劑的方式來補充鐵質，使用口服鐵劑時最好與磷結合劑分開食用，以免競爭吸收降低鐵劑的效果。除了鐵質，如果患者蛋白質攝取不足，或是葉酸、維生素B_6及維生素B_{12}缺乏，也會影響紅血球生成素的治療效果。所以在貧血的治療上，應做整體性的評估。

⑦維生素

血液透析患者因為透析的流失或是尿毒素改變營養素的代謝，容易發生水溶性維生素缺乏的問題，過去研究發現，血液透析患者傾向有較低的血清葉酸、菸鹼酸、維生素B_2及維生素B_6，維生素C則在邊緣範圍。如果患者有噁心、嘔吐或食慾不佳的情況，其水溶性維生素的缺乏將更為嚴重。因此建議血液透析患者增加水溶性維生素的攝取，如果已有缺乏的情形發生，建議以補充劑的方式補充。**表7-3**為血液透析患者水溶性維生素的建議攝取量。

表7-3　血液透析患者水溶性維生素的建議攝取量

營養素	建議攝取量
維生素B_1	1.5毫克
維生素B_2	1.7毫克
維生素B_6	10毫克
葉酸	1毫克
菸鹼酸	20毫克
維生素C	60毫克（每日不要超過200毫克）
維生素B_{12}	6微毫克
泛酸	10毫克
生物素	0.3毫克

在脂溶性維生素方面，研究顯示血液透析患者體內維生素A結合蛋白的濃度提高，再加上維生素A無法經由失去功能的腎臟排除，如果攝取過

量，將容易出現中毒的症狀，因此不建議補充維生素A。維生素D因為無法經由腎臟活化，因此需要補充活性維生素D_3，以矯正鈣磷的平衡。雖然研究指出補充維生素E可能有助於降低紅血球溶血與脂質過氧化作用，但是對於例行性補充仍有爭議。維生素K的補充則要避免，因為血液透析患者通常已使用大量的抗凝血劑，額外補充過多的維生素K恐導致出血的危險。

◆腹膜透析的營養照顧

腹膜透析是利用患者自身的腹膜作為半透膜，來代替腎臟清除代謝廢物的功能。患者使用腹膜透析之前需以手術的方式在腹部植入導管，作為輸入及輸出透析液的通道。連續式可攜式腹膜透析是台灣最常使用的腹膜透析方式，病患將透析液灌入腹膜腔中，持續四至六小時，然後流出腹腔中的透析液，再灌入新透析液，每日自行更換透析液三至四次，可達到清除代謝廢物的作用。此種透析方式，病人行動自由較不受拘束，是愈來愈多人可以接受的一種透析方式。在飲食控制部分，由於腹膜透析的時間較長，可以持續的清除較多的廢物、水分、鈉及鉀等物質，所以飲食限制不像血液透析般嚴格；但也因為透析時間較長，會流失較多的蛋白質及其他水溶性營養素，所以飲食控制的重點與血液透析患者略有不同。

①熱量

腹膜透析患者熱量的需求與血液透析者相同，但因為透析液中含有高濃度的葡萄糖，因此患者每日約可從透析液中吸收400～800大卡的熱量，所以飲食的熱量需求，必須扣除從透析液所吸收的熱量，平均每公斤體重約需要25大卡。如果熱量攝取過多，可能導致病患肥胖的問題。

②蛋白質

腹膜透析患者因為透析時間較長，會流失較多的蛋白質，因此蛋白質的需求量比血液透析還多，建議蛋白質的攝取量為每日每公斤乾體重1.2～1.5公克，其中應有50%以上來自於高生理價蛋白質。

③鈉和水分

透析良好的腹膜透析患者，每日約從透析的過程中流失3～4克的鈉（約8～10公克的鹽），與一般飲食的攝取量接近，所以通常不需要嚴格的限鈉；在水分的部分，由於患者通常有良好的水分移除能力，所以通常也不需要限水，建議每天水分的攝取量為尿量再加上2,000毫升，應避免水分攝取不足，造成脫水的問題。

④鉀

由於腹膜透析液中含有葡萄糖，可以將血液中的鉀離子一併帶入細胞中，因此較少出現高血鉀的現象，因此，除非個案狀況特殊，出現高血鉀症，否則患者通常也不需要嚴格限制鉀離子的攝取。

⑤磷

腹膜透析對磷的清除能力有限，所以患者仍然需要限制磷的攝取。但因為腹膜透析患者需要高蛋白飲食，因此需配合磷結合劑的使用，並避免攝取上述的高磷食物。

⑥維生素

與血液透析患者相同。

雖然腎臟疾病的營養照顧是複雜的，但是良好的營養照顧，可以延緩腎功能惡化並且增加透析患者的生活品質，醫生與營養師應該依據病人的需求，設計符合營養照顧原則且合適病患的飲食。

第二節　痛風

高尿酸血症與其痛風的併發症是國人相當容易出現代謝疾病，特別好發於肥胖、熱愛美食及有飲酒習慣的成年男性。痛風發作時，會引起劇烈疼痛而影響步行或關節的活動。若不能受到良好控制，會造成關節變及影響腎臟功能。本章節的學習重點在於認識高尿酸血症形成的原因、痛風

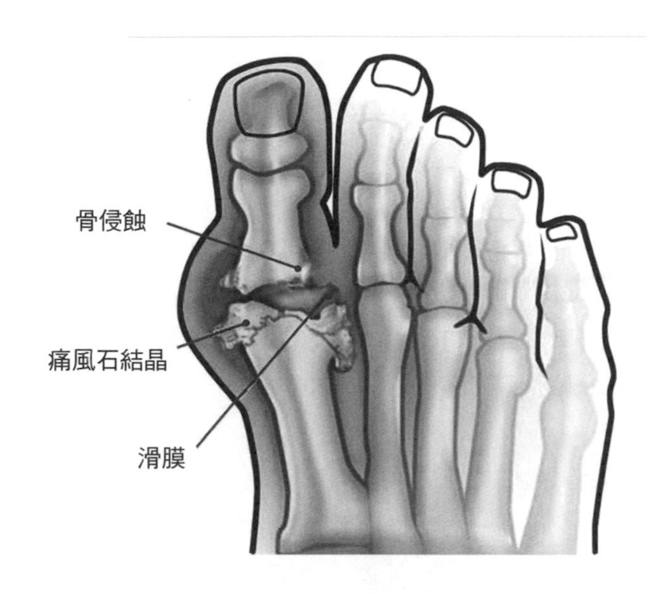

圖7-3　痛風圖解

資料來源：www.urgentclinicsmedicalace.com

的危險因子、症狀與治療方法，透過飲食習慣的改變與體重控制來預防高尿酸血症的形成與痛風的發生。請參閱**圖7-3**。

一、什麼是高尿酸血症？

尿酸是指體內中一種叫普林（Purine，或稱為嘌呤）的物質之最後代謝產物。當普林過度產生或無法順利排出體內，導致血清尿酸濃度大於7mg/dL時，就稱為高尿酸血症。

二、高尿酸血症的原因

導致尿酸過高的成因主要可分為尿酸的合成增加或尿酸排除受阻。好發於青春期後的男性、肥胖、酗酒、腎臟疾病及使用特殊藥物的族群

（例如使用利尿劑或接受腫瘤化學治療）。高尿酸血症本身並無特別症狀。

三、什麼是痛風？

當體內尿酸濃度持續升高或劇烈變化時，會在關節腔內產生尿酸結晶，誘發白血球的免疫反應後，就會在關節發生紅、腫、熱、痛的現象，稱為痛風或痛風性關節炎（Gouty Arthritis）。

四、痛風發作的誘發因素

誘發性急性痛風的因素有外傷、飲酒、手術、暴飲暴食、快速減重、出血、感染、藥物、脫水或接受腫瘤化學治療等。

痛風發作有明顯性別上的差異，男性盛行率遠大於女性。男性青春期過後即有機會罹患痛風；而女性痛風則多半發作在停經之後。

五、痛風會引發的症狀

痛風發作時會引起關節劇烈紅腫熱痛，甚至引起發燒的現象。痛風發作多半以下肢單一關節為主。其中足部大拇趾基部關節為痛風最常發生的位置，其他如足背、踝關節、膝關節、肘關節及腕關節也會受到侵犯。

痛風剛開始時只引發輕微的疼痛，隨著時間的過去而症狀加劇，於二十四至四十八小時達到疼痛的高峰期，七至十天之後會自然緩解。

六、痛風的併發症

反覆的痛風發作容易誘發腎臟病變、腎結石或關節痛風石（Tophus）

堆積引起關節破壞變形。此外，高尿酸血症或痛風病人也應注意有無其他的代謝性疾病，例如高血壓、血脂異常、糖尿病及相關的心血管疾病。

七、痛風的診斷與檢查

痛風的診斷主要依據臨床症狀，必要時可抽取關節液查看有無尿酸結晶作為確診手段。

八、高尿酸血症與痛風如何預防及治療

無痛風病史的高尿酸血症患者並不需要服用藥物，只需要改變飲食習慣、控制體重、小心使用藥物及補充足量水分即可。

急性痛風發作時，醫師會給予「非類固醇的消炎止痛藥」作為緩解症狀的第一線藥物。若特殊原因不能使用止痛藥，則需考慮使用「類固醇」來治療急性痛風。症狀緩解後前幾週，醫師會使用秋水仙素（Colchicine）來預防痛風復發。

若痛風已經緩解一段時期，醫師為了讓病患的血清尿酸濃度下降來避免痛風的復發及腎功能的破壞，會依據病患的年齡及腎功能來開立降尿酸藥物，讓尿酸濃度儘量保持在5mg/dL以下。

九、痛風的營養照顧

身體血液中尿酸濃度過高，因而沉積於關節、肌腱周圍，所引起的急性關節炎。過去研究發現高尿酸血症與肥胖、高血壓、血脂異常、腎臟疾病、心血管疾病、代謝症候群均有相關，所以生活型態的修正、減重及飲食控制，不僅可以降低尿酸及減少痛風的發生，亦有助於減少心血管疾病的發生。

美國流行病學研究發現，近二十年來罹患痛風之人口有增加的趨

勢，特別是65歲以上的老人。我國的營養調查亦發現，痛風的人口有逐年增加的趨勢，顯示高尿酸血症與環境變遷有關。在飲食的改變方面，發現攝取大量肉類、海鮮及飲酒的人，有較高的痛風罹患率。

尿酸是由核蛋白的成分——普林代謝而衍生的物質，一部分來自於身體中核酸分解，一部分則來自於飲食中的普林，雖然飲食控制無法顯著降低體內尿酸的合成，但對於延緩症狀的發生，仍是具有整體性的貢獻，因此傳統建議痛風患者儘量避免高普林食物的攝取。

痛風的飲食原則如下：

1.減少攝取含普林高的食物。在痛風的急性發作期，飲食中的普林通常被限制在100～150毫克／天，因此，**表7-5**中高普林的食物，通常被禁止食用；中等普林的食物，於緩和期可適量使用，如每日攝取一份（2～3兩）的肉類、魚類及家禽類，或一份（半碗）的蔬菜；第三類幾乎不含普林的食物則通常不受限制，可依需求使用。
2.尿酸可以從尿液排泄，因此通常鼓勵病人每日攝取3公升的水分，可以增加尿酸的排泄，及減少腎結石的發生。由於脂質會抑制尿酸的排泄，所以通常亦要求病患攝取低脂肪飲食（脂肪占總熱量的30%）。
3.維持理想體重。肥胖會導致胰島素阻抗，若再加上高血壓、高血脂，即發展成代謝症候群，會增加痛風的危險性。因此，維持理想體重是很重要的。減重時應避免禁食、低碳水化合物飲食及快速的體重下降，因為這些情況會造成酮酸的產生，進而抑制尿酸的排泄，甚至有時候會引起痛風的急性發作。所以減重速度建議每個月1～2公斤為宜。
4.蛋白質攝取不宜過量。國外研究顯示，高量肉類及海鮮的攝取，與痛風的發生率有關，植物性蛋白則在體內較不容易形成尿酸，因此，避免過多的動物性蛋白的攝取，將有助於改善痛風。國內外研究均發現，豆腐的攝取可以改變血漿蛋白質濃度，並且增加尿酸的

表7-5 食物的普林含量表

	第一類：高普林含量（每100公克含有100～1,000毫克的普林氮含量）	第二類：中等普林含量（每100公克含有9～100毫克的普林氮含量）	第三類：幾乎不含普林（每100公克含有0～9毫克的普林氮含量）
奶類及其製品			各種乳類及乳製品
肉、蛋類	雞肝、雞腸、鴨肝、豬肝、豬小腸、豬脾、牛肝、雞心、雞胗、鴨腸、豬肚、豬心、豬腦、豬腰、豬肺、鵝肉、鹿肉	雞胸肉、雞腿肉、豬皮、豬肉、牛肉、羊肉、兔肉	雞蛋、鴨蛋、皮蛋
魚類及其製品	馬加魚、白鯧魚、鰱魚、虱目魚、吳郭魚、皮刀魚、四破魚、白帶魚、烏魚、吻仔魚、鯊魚、海鰻、沙丁魚、小管、草蝦、牡蠣、蛤蜊、蚌蛤、干貝、小魚乾、扁魚乾、烏魚皮、白帶魚皮	旗魚、黑鯧魚、草魚、鯉魚、紅鱠、紅甘、秋刀魚、鱔魚、鰻魚、烏賊、蝦、螃蟹、蜆仔、魚丸、鮑魚、魚翅、鯊魚皮	
五穀根莖類			糙米、白米、糯米、米粉、小麥、燕麥、麥片、麵粉、麵線、通心粉、玉米、小米、高粱、馬鈴薯、甘藷、芋頭、冬粉、太白粉、樹薯粉、藕粉
豆類及豆製品		乾燥豆製品	
蔬菜	紫菜	青江菜、茼蒿菜、菠菜、四季豆、皇帝豆、豌豆、洋菇、鮑魚菇、海藻、海帶、筍乾、金針、銀耳、蒜、九層塔	山東白菜、捲心白菜、空心菜、芥菜、鵝仔菜、莧菜、芥蘭菜、高麗菜、芹菜、雪裡紅、花椰菜、韭菜、韭黃、韭菜花、葫蘆瓜、苦

（續）表7-5　食物的普林含量表

	第一類：高普林含量（每100公克含有100～1,000毫克的普林氮含量）	第二類：中等普林含量（每100公克含有9～100毫克的普林氮含量）	第三類：幾乎不含普林（每100公克含有0～9毫克的普林氮含量）
			瓜、小黃瓜、冬瓜、絲瓜、胡瓜、茄子、青椒、胡蘿蔔、蘿蔔、洋蔥、番茄、木耳、豆芽菜、榨菜、香菜、蘿蔔乾、酸菜、蔥、薑、蒜頭、辣椒
水果			橘子、柳丁、檸檬、蓮霧、葡萄、蘋果、梨子、楊桃、芒果、木瓜、枇杷、鳳梨、番石榴、桃子、李子、西瓜、哈密瓜、香蕉、紅棗、黑棗
油脂類			各種植物油、動物油、核果類
其他	肉汁、濃肉湯、牛肉汁、雞精、酵母粉	栗子、蓮子、杏仁、酪蛋白、枸杞	葡萄乾、龍眼乾、番茄醬、醬油、糖果、冬瓜糖、蜂蜜、果凍、布丁、茶、咖啡

資料來源：衛生福利部，《臨床營養工作手冊》。

排泄，是痛風患者平時可適量食用的食物。

5.避免高油脂飲食，因為脂肪會抑制尿酸的排除，所以應以較健康、少油的方式烹調，如清蒸、水煮、滷等。

6.避免喝過多的酒。酒精對痛風的影響仍有爭議，國外最新的研究發現，喝啤酒會增加痛風的發生率，但是喝紅酒則具有降低發生率的現象。因此，適當飲酒避免過量是一般可接受的原則。

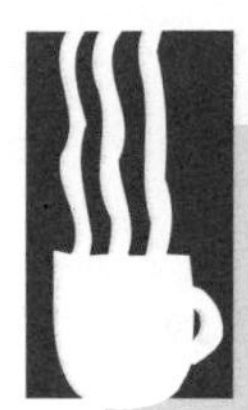

問題與討論

1.慢性腎功能受損的原因為何？

2.腎機能受損的併發症為何？

3.高尿酸血症常見的原因為何？誘發急性痛風的因素為何？

參考書目

台灣營養學會臨床營養委員會主編（2006）。《臨床營養工作手冊》。行政院衛生福利部。

林興中（2008）。〈尿酸過高及痛風衛教〉，http://www.vghks.gov.tw/meta/goutedu.htm

謝明哲、葉松鈴、蔡雅惠（2010）。《膳食療養學實驗》。台北：台北醫學院保健營養學系。

Joosten, E., Pelemans, W., Hiele, M., Noyen, J., Verhaeghe, R.,& Boogaerts, M. A. (1992). Prevalence and causes of anaemia in a geriatric hospitalized population. *Gerontology, 38*(1-2), 111-117.

L. Kathleen Mahan, Sylvia Escott-Stump, Janice L Raymond (2013). *Krause's Food & the Nutrition Care Process*. 13e., Elsevier.

Melissa Bernstein, Ann Schmidt Luggen (2009). *Nutrition for the Older Adult*. Jones & Bartlett Publishers.

Nabili & Shiel Jr., "Anemia", http://www.medicinenet.com/anemia/article.htm

National Kidney & Urologic Diseases Information Clearinghouse (NKUDIC), "The Kidneys and How They Work", http://kidney.niddk.nih.gov/KUDiseases/pubs/yourkidneys/index.aspx

Sá & Papelbaum, "Anemia of Chronic Disease", http://www.medstudents.com.br/hemat/hemat.htm

Smith, D. L. (2000). Anemia in the elderly. *Am Fam Physician, 62*(7), 1565-1572.

Shiel Jr. & Stoppler, "Gout and Hyperuricemia", http://www.medicinenet.com/gout/article.htm

Wedro & Stoppler, "Kidney Failure", http://www.medicinenet.com/kidney_failure/article.htm

Wilcox, C. S., & Tisher, C. C. (1995). *Nephrology*, 3 edition. Williams & Wilkins.

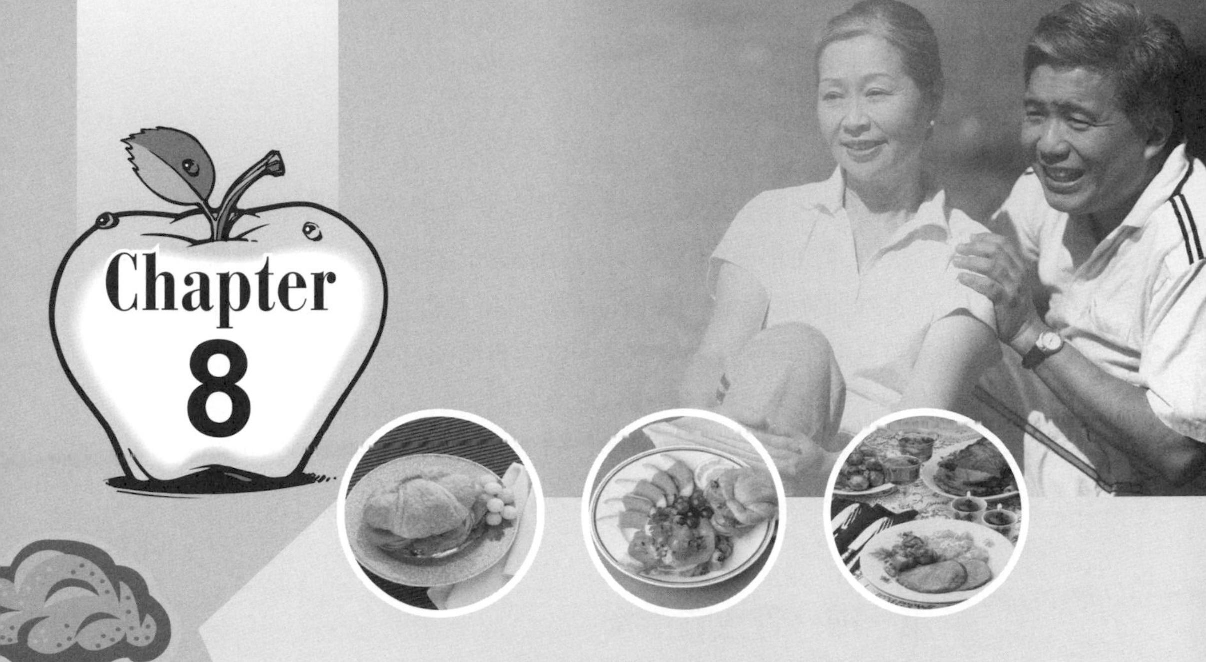

Chapter 8

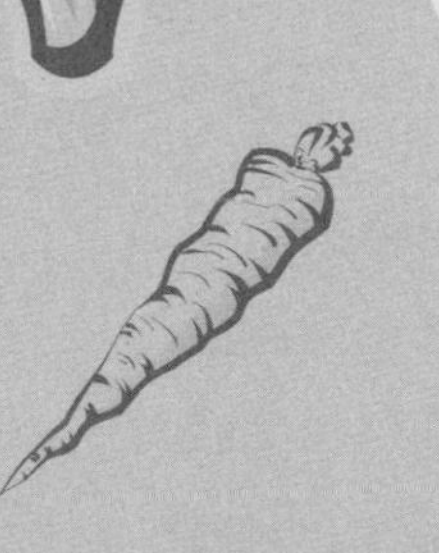

骨性關節炎與骨質疏鬆症

陳皇光　汪嵩遠

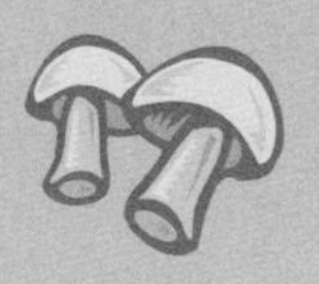

學習重點

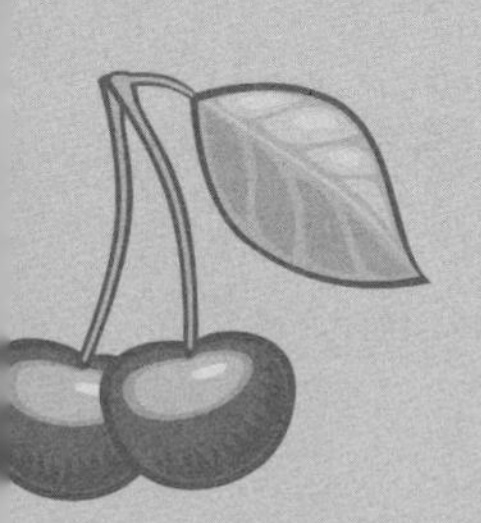

- 什麼是骨性關節炎？其發生之原因及症狀為何？
- 骨性關節炎該如何診斷與治療？
- 什麼是骨質疏鬆症？其危險因子有哪些？
- 骨質疏鬆症的症狀為何？併發症為何？
- 骨質疏鬆症該如何測量與診斷？
- 骨質疏鬆症該如何治療與預防？
- 骨性關節炎的營養照顧
- 骨質疏鬆的營養照顧

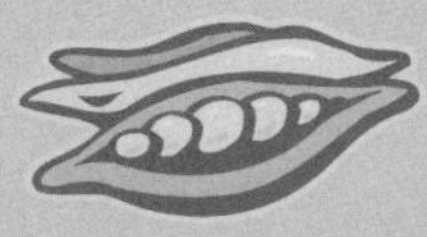

長年過度使用關節會導致軟骨磨損的骨性關節炎，又稱為退化性關節炎，經常出現在銀髮族的女性。骨性關節炎特別容易發生於膝部與手指，因為疼痛而影響行走與關節的活動，所以對於生活品質影響很大。有些民眾需要長期服藥來緩解疼痛，所以也容易承受藥物副作用影響到胃部及肝腎功能，所以骨性關節炎是銀髮族很重要的一種慢性骨關節疾病。本章節的學習重點在於認識骨性關節炎的成因、危險因子、診斷與治療，透過飲食及運動的調整，減輕症狀及預防骨性關節炎的發生。

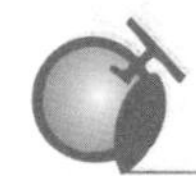

第一節　骨性關節炎

一、什麼是骨性關節炎

關節中的軟骨扮演受力緩衝的角色，當軟骨磨損導致關節發炎及變形的現象，稱之為骨性關節炎（Osteoarthritis, OA），又稱為退化性關節炎（Degenerative Arthritis），是銀髮族最常見的關節疾病。45歲前較易發生在男性，而55歲以後常見於女性。

骨性關節炎可發生在任何關節，但以膝關節、髖關節、手指及脊椎較為常見（如圖8-1）。

二、骨性關節炎的原因

健康的軟骨需要充足的水分、蛋白多糖（Proteoglycan）及膠原蛋白（Collagen）才能維持正常功能，身體老化後，不再能產生足夠的蛋白多糖與膠原蛋白，關節內的軟骨就變得很容易磨損。關節反覆發炎後會刺激骨質增生，因此會形成骨刺（Bone Spur）。

常見造成骨性關節炎的危險因子如下：

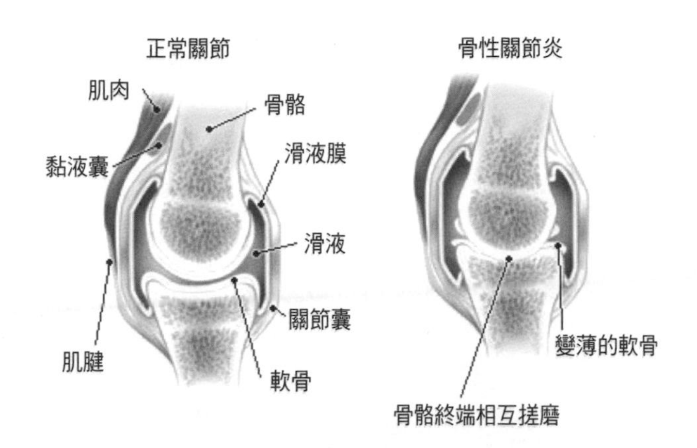

圖8-1　正常與關節炎的關節

資料來源：Rheumatoid Arthritis (RA) Facts. Medicine Net.com

1.年齡：年齡越大，發生機率越高。

2.性別：女性一般多於男性，原因至今未明。

3.骨頭先天性變形或關節受傷：骨關節面若出現變形或曾有受傷的現象，增加骨性關節炎發生的機率。

4.肥胖：肥胖導致關節受壓力增加，增加關節軟骨磨損，特別是膝關節。

5.缺乏運動：關節缺乏運動導致軟骨無法獲得營養。

6.特定職業：若工作上需要經常對某關節施力，就容易產生骨性關節炎的機會。

7.特殊疾病：糖尿病及痛風病患有較高的機會罹患骨性關節炎。

三、骨性關節炎的症狀

骨性關節炎的主要症狀為受損關節出現局部腫痛及壓痛現象。若持續使用該關節，最後會出現導致跛行或無法用該關節工作的現象，最後關節會僵硬及產生變形的狀態，影響關節活動的範圍。

脊椎的骨性關節炎則可能因為骨刺產生而造成脊神經受壓迫，造成背痛或下肢疼痛。

四、骨性關節炎的診斷

骨性關節炎的診斷並無明確的血液指標可參考，所以需要配合臨床症狀及X光的診斷：

(一)臨床症狀

1.關節疼痛、僵硬及活動範圍受限。
2.關節活動時有捻髮聲（Crepitus）。
3.關節有壓痛。
4.關節骨部腫大（骨刺形成，Spur Formation）：骨性關節炎在手指遠端指間關節可能出現突起物，稱為赫伯登氏結節（Heberden's Node）；在近端指間關節則叫做包夏氏結節（Bouchard's Node）。

(二)X光檢查

關節X光是一個重要的診斷輔助工具，主要的發現如下：

1.軟骨消失導致關節空間狹窄。
2.骨刺形成。

(三)血液檢查

主要用於排除類風濕性關節炎的可能性。

(四)關節液分析

與感染性或痛風性關節炎做鑑別診斷。

五、骨性關節炎的治療

1.避免持續壓迫關節：控制體重並減少重複使用退化疼痛的關節。但仍需要規律做一些不增加關節負擔的運動幫助軟骨的復原，例如游泳及散步。
2.口服藥物治療：最常使用的是非類固醇消炎藥（NSAID），即俗稱的止痛藥。長期使用應注意肝腎毒性及消化性潰瘍的可能性。
3.口服葡萄糖胺（Glucosamine Sulfate）：可刺激軟骨再生及緩解疼痛。但真正的療效及治療劑量仍未有定論。
4.請求復健科醫師及復健師的運動指導或在患部加上護具。
5.關節腔類固醇注射：能緩解關節疼痛，但是不能經常注射，否則會導致關節更嚴重的損壞。
6.關節腔玻尿酸（Hyaluronic Acid）注射：提供關節潤滑作用。關節腔每週注射一次，療程總共需要三到五次。
7.手術治療：藥物治療已失去作用的嚴重的關節，可考慮人工關節置換手術。

六、骨性關節炎的營養照顧

(一)關節炎飲食原則與建議

根據關節炎的可能成因我們可以將關節炎粗分為兩大類型，提出關節炎的飲食建議：一是某些關節炎可能是因為年復一年的飲食失衡與壓力所引起的，所以結合以蔬菜、未精製的碳水化合物、堅果和種子為主的素食飲食，配合適當的壓力管理，持續幾個月後或期望能獲得緩解；另一種是類風濕性關節炎的病例，病症是因為對某些食物的不良反應而引起的，因此必須忌口。

◆關節炎的飲食原則

健康的飲食習慣不僅對關節炎有幫助，對於身體整體的健康也有助益。所以建立正確的健康飲食習慣比過度強調食物禁忌來得重要。正確的健康飲食習慣則著重在：多攝取蔬菜、水果、魚類及穀物；適當的補充瘦肉、蛋、豆類食物及乳製品；增加鈣質的攝取，如牛奶、豆腐等食物；儘量清淡，少油少鹽少糖。而健康飲食習慣以及均衡的營養則是關節炎的飲食治療原則。

而類風濕性關節炎是以關節發炎為主的疾病，除了均衡飲食更要配合適當的運動。平日飲食選購及烹調方式，應把握「多蔬菜、多堅果、多深海魚、少肥油肥肉」的三多一少健康原則，適度補充所需營養元素，達到控制發炎反應及緩解疼痛的效果。

◆關節炎的飲食建議

食物的成分對關節炎較具舒緩效果有黃酮類鈣質、深海魚類的Omega-3脂肪酸或魚油、亞麻仁油、葡萄糖胺、抗氧化物及維生素等。飲食對於關節炎即使有效，也是居於輔助的地位，切勿減少任何正在使用的藥物。

①多攝取富含類黃酮類的食物

類黃酮化合物可以加強關節內結構膠結能力，減緩發炎的反應，幫助關節傷害的復原。富含類黃酮類的食物，如柑橘類水果、草莓、櫻桃、李子，紅椒、黃椒、番茄等帶有紅、黃顏色的新鮮蔬果類。綠茶也含有豐富的類黃酮素可以適度地飲用。

②多攝取含抗氧化劑的食物

關節炎本身就是一種發炎反應，可能引發身體裡有過多的自由基，會侵襲或摧毀關節組織。從食物當中獲取適量的抗氧化劑，能夠對抗自由基，減輕關節炎。富含抗氧化劑的食物，像含胡蘿蔔素的杏桃、芒果、木瓜、南瓜、菠菜、番薯，具維生素C的柳橙柑橘類水果、奇異果、葡萄、香瓜、番茄、青椒、芥蘭，富含維生素E的麥芽、葵瓜子、杏仁、核桃、腰果、花生、綠葉蔬菜，含有硒的大蒜、洋蔥、海產類等。

③補充鈣質

成人每天的鈣質攝取量應達1,000毫克，其中，牛奶是最好的鈣質來源，成人一天應喝1～2杯牛奶（1杯=240毫升），也可以從帶骨的小魚、蝦類、蛤和牡蠣等獲得。此外，豆類、豆製品和深色蔬菜，也含有鈣質。

④多吃富含Omega-3脂肪酸的食物

前列腺素是造成關節炎的發炎反應主要化合物之一，前列腺素部分是由動物油的脂肪酸代謝而來，會加重發炎反應，所以應避免食用動物性油脂。Omega-3脂肪酸可阻止前列腺素產生，進而減輕關節發炎，多食用Omega-3脂肪酸，可有效降低關節發炎反應。攝取秋刀魚、石斑、鮪魚、鯖魚、鮭魚等深海魚含有豐富的Omega-3脂肪酸。

⑤少吃油炸、油煎的食物

高溫油炸及油煎的食物會加速體內自由基的產生，大量自由基會去破壞關節的軟骨，所以平時少吃油炸食物能保護關節。

⑥控制體重

我們的關節承受我們全身的重量，如果體重過重時，對關節一定是一種負擔，尤其是膝蓋的關節常常有退化性關節炎的發生，如果發現膝蓋負擔越來越重時，就要將體重減輕至正常的體重，正常體重範圍為BMI 18.5～24。

(二)關節炎營養補充品的使用原則

關節炎營養補充品的使用應著重在改善發炎的現象，緩解疼痛，並且能提供關節修補為原則。

◆改善發炎的現象

①維生素

每日服用400個國際單位的維生素E可以緩解關節炎的症狀，而每日服用1,200國際單位的維生素E可以改善類風濕性關節炎。維生素E的最佳天然來源包括了小麥胚、小麥胚芽油、玉米油、黃豆油及葵花油。建議每日的補充劑量是400～800國際單位。

有慢性病、關節炎、貧血、長期服用藥物的病人常常會缺乏葉酸，每日1毫克的葉酸補充劑，可以改善症狀。葉酸最佳食物來源有釀酒用酵母和綠葉蔬菜，如菠菜、蘆筍和綠花椰菜、扁豆和豆莢等。

每天2公克的泛酸，可以使類風濕性關節炎的症狀改善。泛酸和維生素B_6一樣廣存於食物之中，特別是內臟如肝臟、蛋黃、酵母、鮭魚、雞肉和小麥胚芽。

適當補充維生素C，每日若攝取超過152mg，有助於延緩退化性關節炎。其他營養素如維生素D、β-胡蘿蔔素皆可舒緩關節炎惡化。

②抗氧化劑

關節發炎的病人，體內的自由基產生過多，抗氧化劑需求量也較高。因此，補充抗氧化劑，例如維生素A、C、E、SOD、Glutathione等可能有助於病情的改善。

銅是活化SOD的成分之一，而SOD可以有抗發炎的效果。類風濕性關節炎的病人，通常銅的含量不足。每日補充1～3毫克銅對類風濕性關節炎有改善的效果。硒是活化Glutathione的主要成分，補充硒可以改善關節炎的症狀。硒的最佳來源是龍蝦、堅果、蒜頭、全穀物。每日6～50克的薑可以抑制前列腺素，類似一般使用的消炎止痛藥物，可以減少發炎的反應，可以緩解關節炎的症狀。

魚油主要含有EPA及DHA，能抵消前列腺素刺激發炎的作用，每天6～10公克的魚油或每天3公克EPA及DHA，對類風濕性關節炎有緩解效果。多吃富含Omega-3脂肪酸的食物，例如沙丁魚、鮪魚、大比目魚、鯖魚和鮭魚這類深海魚，可能會改善類風濕性關節炎早晨關節僵硬和疼痛的症狀。建議儘量由天然食品中攝取Omega-3脂肪酸，也可以每天服用6公克的魚油膠囊。

◆提供關節修補

①膠原蛋白

膠原蛋白是正常軟骨的成分之一，使用第二型膠原蛋白治療類風濕性關節炎，顯示可以減輕關節的發炎與疼痛且幾乎沒有副作用。但是直接食用動物的軟骨或是鯊魚軟骨，並無法減輕關節發炎。

②葡萄糖胺與軟骨素

葡萄糖胺是一種胺基糖，是軟骨的主要成分之一，會與身體組織如關節、韌帶、肌肉和骨骼結合，成為這些組織的一部分，而關節炎最主要原因就是軟骨的破壞。口服葡萄糖胺（每日1,500mg）或同類的製劑，可以減輕骨關節炎的症狀以及軟骨破壞的速度。有效治療劑量為每天1,500mg。如果提前關節保健的時程到35歲，每日劑量為治療劑的二分之一到三分之二，也就是每日750～1,000mg。如果個人體重超過85公斤的話，可酌量增加到每日2,000mg。

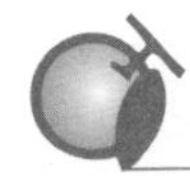

第二節　骨質疏鬆症

骨質疏鬆症是因為性荷爾蒙衰退、缺乏運動、飲酒習慣、特殊用藥及含鈣飲食不足所引起，未來具有髖關節與脊椎骨折的高度風險，容易導致行動不便，甚至長年臥床導致致命的併發症，所以是影響銀髮族生活品質與壽命的重大危險因子。本章節的學習重點在於認識骨質疏鬆的成因、症狀、診斷與治療方法，並透過日常飲食營養調整，來改善症狀及預防疾病的發生。

一、什麼是骨質疏鬆症

因為骨質密度減少導致骨骼強度下降，增加骨折風險稱之為骨質疏鬆症（Osteoporsosis）。

骨質疏鬆導致的骨折可以是折斷式的，好發在髖關節（Hip Joint）的股骨頸（Femoral Neck）、手腕及肋骨；也可以是壓迫性的，好發於脊椎骨。

人類骨質密度在35歲時達到顛峰，35歲以後不論男女的骨密度則以每年0.3～0.5%的速度流失。女性停經後的前五至十年，骨質密度每年會下降2～4%，導致骨密度最終會減少到停經前的25～30%。

二、骨質疏鬆症的症狀

骨質疏鬆症本身並無症狀，多半發生很多年之後才會產生骨折的現象。骨折會產生劇烈疼痛症狀，疼痛現象依照不同發生部位而不同。

脊椎壓迫性骨折多半因抬重物所引起，除了會產生局部嚴重疼痛傳導到背部其他部分，並且因為脊椎變形導致彎腰駝背。

髖關節骨折多半因為跌倒而產生，除了局部疼痛外，最明顯的就是造成患肢行走困難。

三、骨質疏鬆症導致骨折的併發症

骨質疏鬆症導致骨折，因復原困難所以經常導致疼痛、行動困難、生活無法自理，甚至需要至安養中心接受照顧。

特別是髖關節骨折因為復原速度很慢，所以很可能需要長期臥床，經常導致肺炎及因為血栓形成導致肺梗塞（Pulmonary Embolism）等嚴重併發症。因骨質疏鬆症導致的髖關節骨折婦女，據統計約有20%會在一年內因併發症導致死亡。

臥床病人還會有尿道炎、褥瘡或因骨質疏鬆更惡化而再度骨折。

四、骨質疏鬆症的危險因子

影響骨質密度的主要危險因子如下：

1.女性（風險高於男性）。
2.白種人或亞洲人。
3.老年。
4.體重過輕。
5.家族病史。
6.女性更年期雌激素濃度不足。
7.男性睪固酮濃度不足。
8.缺乏運動或長期臥床。
9.飲食缺乏鈣質及維生素D。
10.缺乏日曬。
11.酗酒。
12.吸菸。
13.甲狀腺或副甲狀腺亢進。
14.藥物，例如類固醇或免疫抑制劑。

五、骨質疏鬆的診斷

一般診斷骨質疏鬆最好的工具為雙能量X光吸收儀（DEXA）。這種檢查所費時間不長，輻射量低，是一種準確及安全的檢查。一般最常檢查的部位為腰椎與髖關節。

骨質密度測驗結果與一般年輕成年人最高骨質相比，一般以T分數（T Score）表示：

1.若T分數介於-1～-2.5之間，則稱為骨質缺乏症（Osteopenia）。
2.若T分數小於-2.5，則定義為骨質疏鬆症。

六、骨質疏鬆症的治療與預防

骨質疏鬆症的預防及治療策略如下：

1.戒除吸菸與減少飲酒。
2.規律運動。
3.飲食補充足夠維生素D與鈣質。
4.在醫師指示下服用強化骨質的藥物，如雙磷酸鹽（Bisphosphonates）或選擇性雌激素受體調控劑（Selective Estrogen Receptor Modulators, SERMs）。
5.女性荷爾蒙補充療法有增加冠狀動脈心臟病、中風及乳癌的風險，所以要經由醫師嚴格判斷後才可使用。

七、骨質疏鬆飲食原則與建議

在正常情況下骨質代謝處於一種動態平衡狀態，一般人在35歲以前骨質的生成速率約略大於流失速率，此後流失速率將逐漸大於生成。女性停經後因為缺乏雌激素，骨質密度更是快速流失，嚴重的話即會導致骨質疏鬆。預防骨質疏鬆除了飲食之外最重要的是要有適度的運動以強化骨質生成。

(一)骨質疏鬆飲食原則

攝取足夠的鈣及維生素D，避免過度節食，不食用太鹹、含磷過量及過多蛋白質、咖啡因的食物，避免女性荷爾蒙不足，避免會增加骨鈣流失的藥物，飲酒要適量，不抽菸，經常做荷重的運動以增加柔軟度及肌肉力量。遵循吃得好、動得好、曬得好的三好原則。增加飲食中鈣質攝取量，如攝取牛奶、小魚乾、豆類、紫菜、芝麻、蝦米等食物；多採用背部運動以增加腹肌與背肌的力量，或進行步行、游泳、騎自行車等運動；每天曬太陽10～15分鐘有助活性維生素D轉化；同時定期檢查骨質密度，這些都是維持骨骼健康的好方法。

(二)骨質疏鬆飲食建議

1.年輕時最好是在35歲以前，應貯存足夠「骨本」，平時就應攝取鈣質含量豐富的食物，如每天至少一杯低脂牛奶等乳製品、豆製品、小魚干、海帶及深綠色蔬菜等。

2.維持理想體重，一旦體重太輕，就容易造成骨質的流失。

3.吸收充足的維生素D，如鮭魚、鰻魚、秋刀魚、乾香菇、蛋黃等，都含有豐富的維生素D；曬太陽也可促使皮膚合成部分的維生素D。

4.避免攝取過量蛋白質，過量的蛋白質會促使鈣質流失。

5.每天攝取1～2份水果，以含豐富維生素C柑橘類、奇異果較佳，有助骨骼健康。多吃綠色蔬菜，有助攝取維生素K，增加人體的骨質密度。

6.減少鹽分及醃製食物的攝取，如榨菜、臘肉、罐頭食品等，可減少鈣質流失。

7.每天從事適當的體能活動，運動能幫助骨骼吸收鈣質，促進骨質生成。

8.避免飲用過多咖啡因及碳酸性飲料，防止骨質流失。

9.女性更年期後，因缺乏女性荷爾蒙，導致骨質大量流失，故可補充富含異黃酮（Isoflavone）的豆類製品，以替代部分女性荷爾蒙的功能，增加骨質健康。

八、骨質疏鬆營養補充品的使用原則與建議

鈣、鎂（Magnesium）是構成牙齒和骨骼的主要成分，除了能維持心臟、肌肉正常收縮及神經的傳導，同時也維持骨骼及牙齒的健康。預防骨質疏鬆的營養補充不外乎增加鈣及維生素D的攝取，多數人都有補充鈣片的習慣，但鈣片並非吃了就會被人體吸收，一般飲食中鈣的吸收率約20～30%，而鈣片的補充可提高鈣的攝取量。進食時胃酸分泌會增多，有助鈣片溶解及小腸吸收鈣，因此在餐後服用鈣片，鈣的吸收效果較好。每天建議補充1,000mg的鈣為原則。鈣片分次補充吸收效果較佳。建議每日2次，1次補充500mg，一次隨著早餐吃，而另一次可在午餐或晚餐。

維生素D能幫助或促進鈣、磷的吸收，促進骨骼及牙齒的生長發育、維持血鈣的正常濃度，並加強骨骼鈣化。原則上每日可以補充5μg的維生素D，如果可能每天曬10～15分鐘的太陽也是增加維生素D生成的好方法。此外平日多攝取深綠色蔬菜、肉類、牛奶、豆類、核果等，讓體內有足夠的微生素K、B_6、B_{12}、磷和蛋白質，以促進骨骼礦化作用。

大豆異黃酮是屬於植物性的雌激素，婦女停經後雌激素急遽減少，異黃酮素可以適時的補充婦女因停經而急速減少的雌激素，達到荷爾蒙平衡，減緩更年期症狀；重要的是能抑制骨中鈣質的流失，支持健康的骨質密度，達到預防骨質疏鬆的目的。

除了飲食與營養補充之外，最重要的是要配合日曬及運動，可從事快走、仰臥起坐、推牆等，培養常態的運動習慣，每週可分多次共運動150分鐘，每次運動至少維持30分鐘，運動量以心跳達到最大心跳的60%為原則，如此更有助於對鈣的吸收及利用。

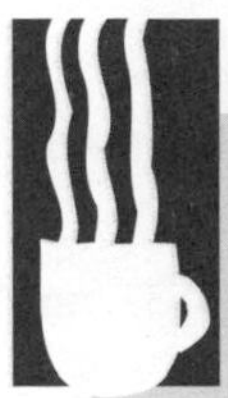

討論與問題

一、骨性關節炎

1.列舉引發骨性關節炎之危險因子及其理由。

2.列舉治療骨性關節炎之方法。

3.抗氧化物質有益於降低骨性關節炎之發生，請簡述理由。

4.骨性關節炎的危險因子為何？

二、骨質疏鬆

1.列舉骨質疏鬆症之預防方法及簡述理由。

2.列舉骨質疏鬆危險因子並簡述其關係。

3.簡述骨質疏鬆與維生素之關係。

4.骨質疏鬆症的危險因子為何？

5.骨質疏鬆症導致的骨折好發於哪些部位？

參考書目

王貞棣。〈骨關節炎與玻尿酸治療〉，http://health.ntuh.gov.tw/health/new/5531.htm

陳淑子、趙振瑞、蔡雅惠、楊素卿、陳雅琳、邱琬淳、簡怡雯（2006）。〈老人期的營養照顧〉。《生命期營養》，頁9-1～9-53。台北：禾楓書局有限公司。

陳惠欣、黃惠煐、汪嵩遠、楊惠婷、詹吟菁、趙哲毅、蔡文騰、劉承慈、趙璧玉、趙蓓敏（2013）。〈中老年期營養〉。《生命期營養》，頁8-1～8-54。台中：華格那出版有限公司。

邱詩淵。〈退化性關節炎〉，台北榮民總醫院家庭醫學部衛生教育系列，http://wd.vghtpe.gov.tw/fm/File/ptedu/96_4.pdf

Benjamin Caballero (2008). Vitamin. *Guide to Nutritional Supplements*, pp. 411-486.

Phyllis A. Balch, James F. Balch (2010). *Prescription for Nutritional Healing: A Practical A-to-Z Reference to Drug-Free Remedies Using Vitamins, Minerals, Herbs & Food Supplements*, 5th Edition, pp. 549-554.

Rao, S.S., Budhwar, N., Ashfaque, A. (2010). Osteoporosis in men. *Am Fam Physician, 82*(5), 503-508.

Rheumatoid Arthritis (RA) Facts. Medically Reviewed by a Doctor on October 18, 2016. MedicineNet.com., http://www.Medicinenet.com/rheumatoid_arthritis/article.htm

Shiel Jr. & Driver, "Osteoarthritis", http://www.emedicinehealth.com/osteoarthritis/article_em.htm

Shiel Jr. & Stoppler, "Osteoarthritis (OA or Degenerative Arthritis)", http://www.medicinenet.com/osteoarthritis/article.htm

Shiel Jr., Dannis & Driver, "Osteoporosis", http://www.medicinenet.com/osteoporosis/article.htm

Sweet, M. G., Sweet, J. M., Jeremiah, M. P., & Galazka, S.S. (2009). Diagnosis and treatment of osteoporosis. *Am Fam Physician*, 79(3), 193-200.

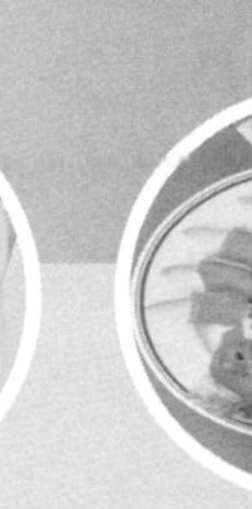
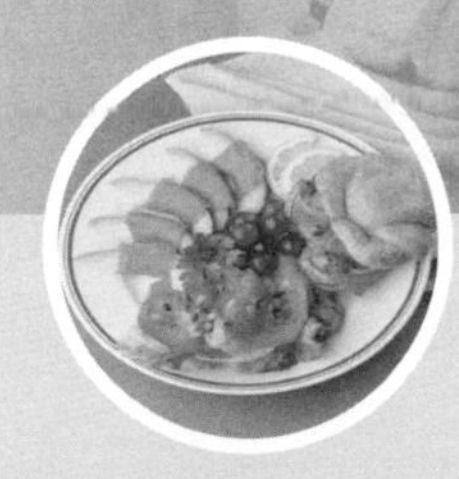
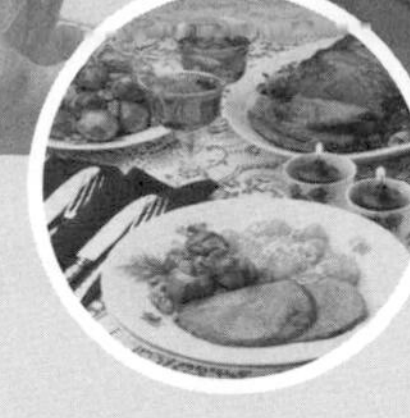

肝臟疾病

陳皇光　徐近平

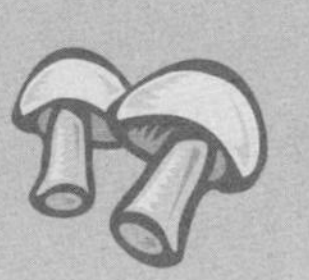
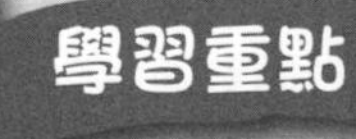

- 肝臟的主要功能為何？
- 什麼是肝臟的解毒功能？
- 認識肝炎的原因、症狀與併發症
- 肝臟機能該如何檢查與評估？
- 肝炎治療原則為何？
- 肝臟相關疾病患者之營養照顧

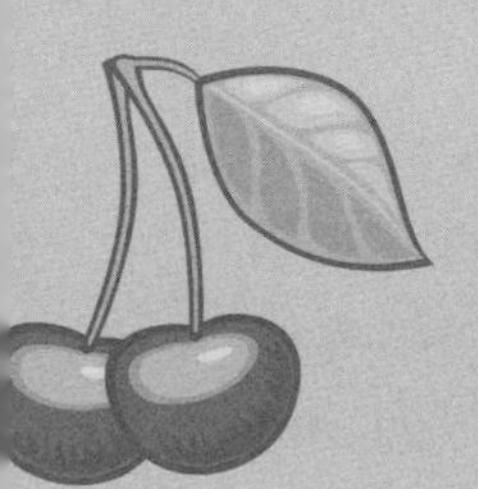
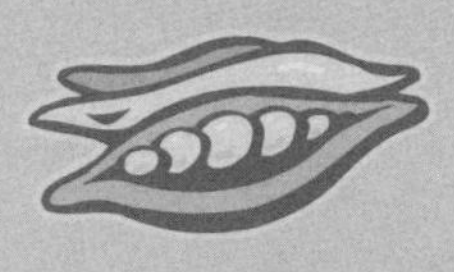

肝臟是人體最大的解毒器官，可將腸道吸收的養分經過處理，排除其中的病原菌與毒素。肝臟還能調節體內蛋白質、醣類、脂肪的代謝與合成、製造尿素與尿酸、調節紅血球的生成與鐵質代謝及影響抗凝血功能，是人體非常重要的臟器。而國人有非常高比例的人口是B及C型肝炎的帶原者，影響肝臟健康甚鉅，所以國人癌症十大死因中的肝癌，經常與肺癌並列榜首，而肝炎肝硬化也經常為國人十大死因的第九位。本章將帶大家學習肝臟的功能、肝臟疾病的危險因子、肝病的症狀與併發症及如何透過良好的飲食習慣來保護肝臟這個重要器官。

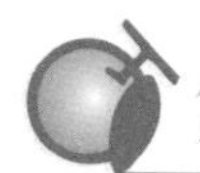

第一節　肝臟的功能

一、肝臟的位置及構造

肝臟位於腹腔右上方，是腹腔內最大臟器。緊鄰的器官有膽囊、胃、十二指腸、胰臟、大腸及腎臟。

肝臟除了跟一般器官一樣有動靜脈系統，還有一個特殊的循環系統就是消化道跟脾臟的靜脈最後都會匯集在一起，形成肝門靜脈（Portal Vein）將吸收的養分送進入肝臟進行消化、儲存、殺菌及解毒等工作，再輸送至全身。所以肝臟出現疾病時，會連帶影響到其他臟器，特別是脾臟、食道及直腸。

肝臟的肝靜脈最後會進入下腔靜脈，所以當心臟發生問題，特別是心臟衰竭時，也會引起肝功能的受損。

肝細胞會製造膽汁幫助排出毒素及脂肪代謝，膽汁形成後進入膽道系統，包括肝內膽管、肝外的肝管、膽囊及總膽管。總膽管末端還會跟胰管會合，然後將膽汁及胰液排入十二指腸之中。所以任何膽管及胰管的發炎、結石或腫瘤導致的阻塞，都可能會引以肝臟疾病。

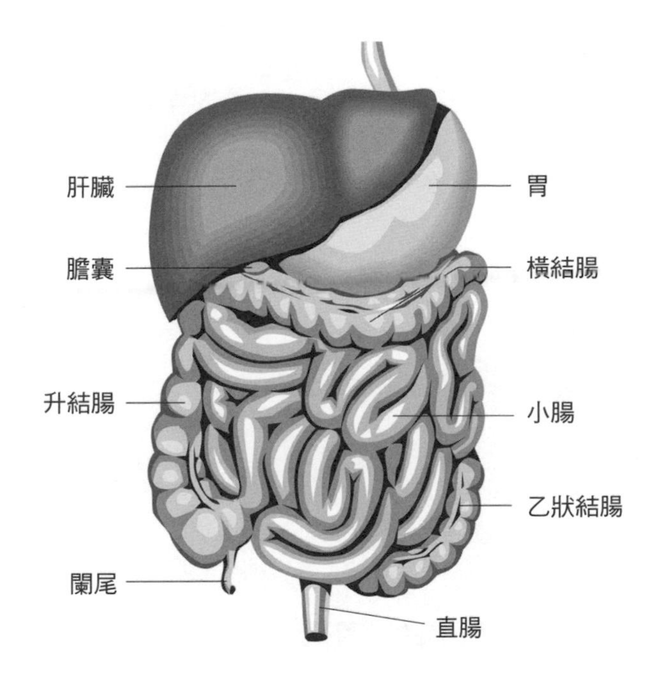

圖9-1 肝臟位置圖

二、肝臟的功能

肝臟的功能非常複雜及多樣性，是體內非常重要的器官。主要的功能如下：

1.製造膽汁，排入十二指腸協助消化脂肪。
2.製造血漿中的白蛋白（Albumin）及部分球蛋白（Globulin）。
3.製造膽固醇及調節脂肪代謝。
4.將體內多餘的葡萄糖轉化成肝醣儲存。
5.製造蛋白質及調節血液中胺基酸濃度。
6.調節血紅素製造及鐵質代謝。
7.轉化有毒性的胺類化合物為尿素排出體外。
8.清除血液中的藥物及毒素。

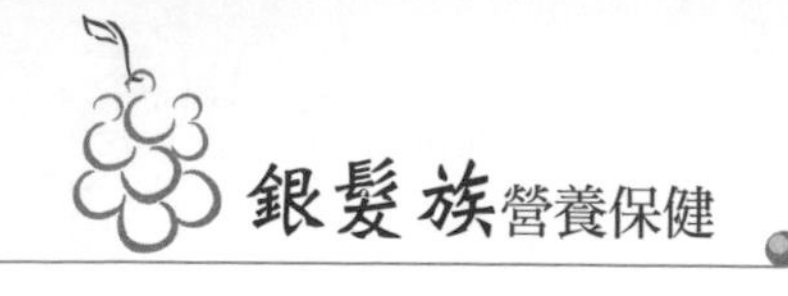

9.調節凝血功能。

10.利用肝內的免疫細胞如淋巴球、自然殺手細胞及巨噬細胞排除細菌及有害微生物，是身體重要的免疫器官。

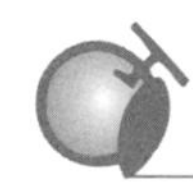

第二節　肝解毒功能

一、肝臟的解毒功能

肝臟可利用本身複雜的酵素系統結合營養素的作用，將體內的脂溶性毒素轉變為水溶性毒素排出體外。

二、肝解毒的過程及所需的營養素

肝解毒一般分為兩個階段，簡述如下：

(一)第一階段（Phase I）

肝臟利用細胞色素P450系統（Cytochrome P450）對毒素進行氧化、還原或水解的作用，將這些毒素轉變為毒性較小的產物。但這個過程會產生大量的自由基，如果身體無法清除這些自由基，反而對身體會產生極大的危害。所以此時身體需要一些特殊營養素及抗氧化劑才能減少自由基的危害：類胡蘿蔔素（Carotenoids）、維生素C、維生素E、維生素B群、葉酸、穀胱甘肽（Glutathione）或奶薊草（Milk Thistle）等。

(二)第二階段（Phase II）

又稱為共軛路徑（Conjugation Pathway），利用一些特殊酵素作用，

將第一階段產生的毒素轉變成水溶性，然後經由汗水、尿液或膽汁（經由腸道）排出體外。此階段所需要的營養素為胺基酸、硒及硫化物。

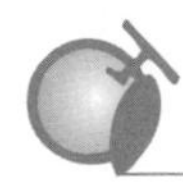

第三節　肝炎的原因

一、肝炎主要來自的原因

肝炎主要來自下列的原因：

1.病毒性肝炎：其中最常見的原因為經由血液傳染的B型與C型肝炎，及經口（飲食）傳染的A型肝炎。其中B型與C型肝炎在台灣擁有數量龐大的帶原者，所以是肝病的頭號殺手。
2.酒精性肝炎。
3.藥物性肝炎：例如降膽固醇藥物、抗黴菌藥、抗結核藥物或止痛藥（例如Acetaminophen，乙醯胺酚）等。
4.肥胖。
5.其他原因：膽道阻塞性疾病、黃麴毒素、自體免疫疾病或代謝性疾病。

二、猛爆性肝衰竭

民眾最常朗朗上口的「爆肝」：猛爆性肝炎（或稱猛爆性肝衰竭，肝細胞在短期內大量壞死造成黃疸與腦病變），其實最常見的原因是B型肝炎，其次是藥物性肝炎或A型肝炎，並非過度勞累所引起。

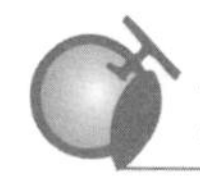

第四節　肝炎的症狀與併發症

一、肝炎的症狀

輕微的肝炎通常不會出現明顯症狀，所以很多人的肝功能異常都是透過健康檢查無意中發現的。

當肝炎逐漸惡化時，經常會出現嚴重倦怠、食慾不振、腹脹、黃疸（眼白最明顯）及茶色尿。茶色尿是一個很容易察覺的肝炎現象，非常具有指標性。

若肝炎變成慢性化，身體會出現一些徵候，如在胸口出現蜘蛛痣（絲狀血管，用手指輕壓會消失，放手後立刻恢復原狀）或出現掌肝（手掌大拇指下端跟小指下端掌部變成深紅色）。

二、肝炎的併發症

肝臟經過反覆發炎後，會逐漸纖維化，變成大眾熟知的肝硬化，然後繼續會衍生出更多致命的併發症：腹水、下肢或全身浮腫、腹膜炎、凝血功能異常、食道靜脈曲張大出血、腦病變甚至腎臟衰竭。

而且當肝硬化出現後，日後就有可能進展至經常排名為癌症死因第一或二名的肝癌。

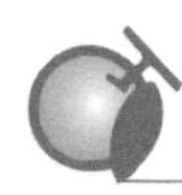

第五節　肝臟的檢查

一、肝臟的健康評估

一般來說，肝功能常用的檢查分為血液與影像檢查。

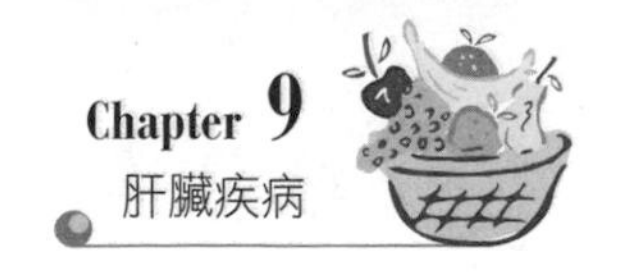

血液檢查有幾個目的在於發現是否有病毒性肝炎帶原、肝臟是否有發炎現象、肝臟功能是否受損及肝癌腫瘤指標是否異常。影像檢查的目的則在於發現構造性疾病（如脂肪肝、肝囊腫、膽道結石、肝硬化或肝腫瘤）。這些檢查都非常重要，而且無法彼此取代。

二、血液檢查

1.肝炎病毒指標：B型肝炎表面抗原（HBsAg）、B型肝炎表面抗體（Anti-HBs Ab）、C型肝炎抗體（Anti-HCV Ab）、A型肝炎抗體（IgM Anti-HAV Ab、IgG Anti-HAV Ab）。因為B、C型肝炎帶原是慢性肝病或導致肝硬化及肝腫瘤的主因，所以民眾應該儘早瞭解是否自己落入危險族群之中。

2.肝發炎指標：GOT、GPT。

3.肝功能指標：白蛋白、膽紅素（Bilirubin）及前凝血素時間（Prothrombin Time, PT）。

4.膽道阻塞指標：鹼性磷酸酶（ALP）、伽瑪麩胺醯轉移酶（γ-GT，同時也是酒精性肝炎或藥物性肝炎的指標）。

5.肝癌指標：甲型胎兒蛋白（AFP）。

三、影像檢查

1.腹部超音波：最方便、成本效益最高的肝臟影像檢查，適用於一般的篩檢。

2.磁振造影：價格高昂，但影像較為清晰，適用於特性不明的肝臟病灶評估。

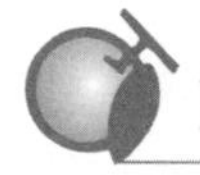

第六節　肝炎的治療

肝炎治療的原則如下：

當肝臟出現問題時，其實治療或去除病因（病毒、酒精、藥物、黃麴毒素及肥胖）才是最重要的手段。

若出現病毒性肝炎（B、C型肝炎）帶原的情況，一般建議每半年需進行血液檢查評估肝臟是否有發炎情況，以便調整生活型態或由醫師視情況給予抗病毒藥或干擾素治療。

肝臟超音波檢查則是為了發現構造性疾病，特別是肝硬化、膽道阻塞或肝腫瘤。當出現這些狀況，則可能需要特別注意併發症的產生、藥物及飲食控制，必要的時候需要移除膽結石、切除腫瘤或肝臟移植手術。

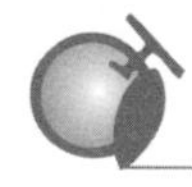

第七節　營養照顧

肝臟細胞有受損的情形時，如有充足的休養與適當的飲食營養調控是可復原及再生的，故肝臟疾病患者的營養、飲食及生活起居需正常。不同肝臟疾病的飲食也略有不同。

一、急性肝炎患者的飲食

肝炎患者在有發高燒、噁心、嘔吐、食慾不振等的急性發作期，造成營養攝取不足時，可以點滴的方式給予營養物質（如水分、葡萄糖、電解質及維生素），防止會有脫水的情形，同時可增進食慾及舒適感。待病人的食慾較好時，可以濃縮的流質食物餵食，慢慢的再供給軟質的固體食物。飲食以高熱量、適當的蛋白質、脂肪為主。

一般飲食原則如下：

蛋白質的食物供給以能促進肝臟細胞的再生和維持身體基本需求的高生理價值的蛋、奶、肉類為首選，植物性的黃豆製品也可多多利用，因此類蛋白質不但含有豐富的必需胺基酸，可提供細胞的再生與重建所需要的基值，同時含有甲硫胺酸和膽鹼，可幫助脂肪轉變為脂蛋白，避免脂肪肝的產生。

醣類的供給，以能供應足夠的熱量為主，避免熱量來源為蛋白質。在食物的選擇上以五穀根莖類（如米飯、麵條、麵包、饅頭、麥片等）為主要的醣類來源。也可以甜度低的葡萄糖代替蔗糖，以增加食物的熱量。

脂肪的部分，在無黃疸及嚴重噁心、嘔吐的症狀發生時，是不需嚴格限制油脂的攝取。烹調時加入適當的油脂，不但可增加熱量，同時也可增加食物的美味與質感，但要避免油炸及油膩的食物。油脂的選擇以容易消化吸收的植物油（麻油、蔬菜油等）、全脂奶、乳酪等為優。如有脂肪瀉的狀況，可用中鏈三酸甘油酯（MCT Oil）代替一般的植物油當烹調用油，待病情好轉再慢慢恢復使用其他油脂。

維生素方面，無論水溶性維生素（特別是維生素B_{12}、葉酸與維生素C）與脂溶性維生素（如維生素K）的攝取量皆需增加達到建議攝取量之2倍為目標。

礦物質的攝取維持建議國人每日營養素攝取量即可。

餐點的供應以體積小、蛋白質及熱量高的食物為主，可採用少量多餐的方式，以達到需高熱量的飲食狀況。烹調時可利用辛香料（蔥、薑、蒜、香菜、九層塔等）提升食物的香氣與味道，以促進食慾。

二、慢性肝炎患者的飲食

慢性肝炎患者的飲食與一般健康人的飲食一樣，採用均衡飲食即可。其飲食原則如下：

1.維持理想體重：對於體重超過理想體重者，需減重，控制熱量的攝取。
2.採用新鮮、清淡、高纖的均衡飲食，食物以生鮮的為主，加工類食品因會有添加物的添加而增加肝臟負擔，以及維生素、礦物質的含量也會由於加工的處理過程，造成損失，故儘量少用。
3.多食用含豐富維生素A、維生素C的橙黃色或深綠色蔬菜、水果（如胡蘿蔔、甘藷葉及芒果、木瓜、紅柿等等），攝取量最少每天應有半斤的蔬菜及2份水果。
4.避免使用經發酵而製成的食品，如豆腐乳、臭豆腐、酸菜，甚或發霉的食品，如發霉的米、玉米、花生等。
5.少吃具刺激性的食物，如過於辛辣的辣椒、花椒、胡椒或濃的咖啡與茶。
6.避免加工類的產品，加工產品往往為達到易於保存，增加色、香味、黏稠度、均勻性等目的，而添加防腐劑、殺菌劑、漂白劑、色素、香料、呈味劑、黏稠劑、乳化劑、抗氧化劑等，和經過燻烤而沾附在其表面的物質，這些皆會增加肝臟細胞的負擔，尤其是對肝細胞本已不健全的，更會加重其病情。
7.不隨便服用成藥與補品，尤其是民間流傳的「治肝草藥」，它會愈加增加病情。
8.不要喝酒，酒中的酒精會增加肝臟的負擔。
9.所食用的食物務必煮熟，以避免傳染。

除了上述的飲食原則之外，還需養成良好的規律生活作息習慣，不可過度疲勞，晚上十一點以前要就寢，不可熬夜。

三、肝硬化患者的飲食

初期的肝硬化僅有消化不良、噁心、嘔吐、疲倦等等症狀，隨著病

情的加重，會有黃疸、腹水、下肢水腫、食道靜脈曲張、肝昏迷等現象出現。慢性肝硬化的飲食與健康帶原者的飲食差不多，其飲食原則如下：

1.蛋白質方面以優質的蛋白質（如奶、蛋、肉、雞、魚、黃豆）為主，尤其以魚與黃豆為最好。
2.熱量：以能維持理想體重為原則。
3.脂肪：如急性肝炎飲食的原則，攝取適量的油脂。
4.維生素：與能量代謝有關的維生素B群，需隨著熱量供應的增減而相對的增減。如有脂肪瀉的病人須注意脂溶性維生素A、D、E、K的補充。尤其肝硬化的病人，凝血酶原生成減少，故應增加攝食含豐富維生素K的食物，以助凝血功能。酒精性肝硬化病人，需注意維生素B_{12}與葉酸的補充，並且適量的維生素A補充可增進病人的味覺以增加食物攝取量。
5.礦物質：肝臟病人易患鋅、鐵的缺乏，故富含鋅、鐵的食物（如蛋黃、文蛤、牡蠣、沙丁魚、川七、紅莧菜）可多選用，並要注意鈣的攝取。

食物的選擇以新鮮天然食材為主，避免用加工食品，不吃發霉食品，可能含黃麴毒素的食品（如花生醬、花生粉等）也不要用，酒、菸也要避免。

四、食道靜脈曲張或消化道出血型肝病患者的飲食

肝硬化嚴重時會出現食道靜脈曲張出血，因此供應的食物以流質或軟質的飲食為原則，說明如下：

1.進食時需細嚼慢嚥，不可狼吞虎嚥。
2.過於粗糙、堅硬、大塊的食物不適合食用。
3.油炸、油煎的食物也不宜。

4.食物的烹調方法以蒸、煮的方式，使食物充分軟化。
5.選用嫩的肉類且筋膜要去除。
6.可使用絞肉拌上些太白粉或蛋液，使肉滑嫩。
7.禁食咖啡、辛辣的調味料。

五、肝性腦病變患者的飲食

肝硬化嚴重時，毒素到腦部使病患產生嗜睡及昏迷現象，此時須減少蛋白質的攝取及減少產生氨的食品，同時要避免出現低血糖及注意水分與電解質的平衡。

1.熱量：要有足夠的熱量供給，以防體組織的分解而產生大量的氨。熱量來源以澱粉類食物的醣類及植物油的脂肪為主。
2.蛋白質：蛋白質的供應量，完全依病人平時蛋白質的攝取量，營養狀況和對蛋白質的耐受度而定。有肝腦病變時，蛋白質的供應量減到每日25～35公克。如有昏迷情形，則不供應蛋白質。穀類及豆製品的植物性蛋白質和奶製品有利於病情的控制，可適量運用。蛋白質的給予以平均分配在各餐次為最好，如此可達到較好的利用率及接收性。
3.避免會產生高量氨食物的攝取，如乳酪、酸奶、雞肉、香腸、火腿、花生醬、馬鈴薯、洋蔥、動物膠做的果凍。
4.使用各種補充劑之前先與醫師或營養師討論，以避免影響肝功能。

六、脂肪肝患者的飲食

造成脂肪肝的原因為肥胖、血脂肪過高、糖尿病、酗酒、類固醇藥物的服用過量或低蛋白高醣飲食的營養不均衡等。對於已知道原因的脂肪肝，要從改善原因著手，如體重控制、降低血脂肪、降低血糖和禁酒。

其飲食原則如下：

1.熱量：以維持理想體重為主。
2.蛋白質：以適量的優質蛋白質為主，尤以豆類、魚類更好。
3.脂肪：採用低油飲食，避免動物性油、膽固醇含量高的食物（如油炸、油煎的食品、油酥點心、豬油、奶油、動物內臟、肥肉、香腸、花生、瓜子等）。
4.醣類：以五穀根莖類食物作為能量的來源，少用含單醣、蜂蜜及純糖做的點心（如蛋糕、巧克力、糖果及含糖飲料）。
5.維生素：多選用富含維生素B群及維生素C的食物。每天至少吃半斤的蔬菜與2份新鮮的水果（不要以果汁或水果罐頭代替水果）。
6.嚴禁喝酒。
7.適度的活動，增加能量的消耗，促進新陳代謝及降低血中三酸甘油酯。

七、膽結石患者飲食

1.低熱量飲食：肥胖者容易罹患膽結石，且快速減肥的低熱量飲食更易於結石的形成，因此，如需減重熱量的調整，須依實際狀況而定，熱量應以醣類為主要來源。
2.脂肪須限制：在急性膽囊炎發作時不供給含脂肪的食物，復原期才逐漸增加，且以天然的植物性油較好，因它較易吸收。有膽囊切除的患者，在手術後一個月即可不限制油脂，但太油膩及刺激性大的辛辣食物應避免，以免引起腹瀉。
3.低膽固醇飲食：有膽固醇病史的人高膽固醇食物（如動物的腦及內臟、卵黃、魚子、蝦卵、蟹黃等）最好禁食。
4.多膳食性纖維食物：日常飲食中含有足量的膳食性纖維，可使膽固醇的代謝正常，故建議每人每日的膳食性纖維攝食量在25公克以上，所以每天須攝食足夠量的蔬菜與水果（需半斤以上的蔬菜與2份以上的水果）。

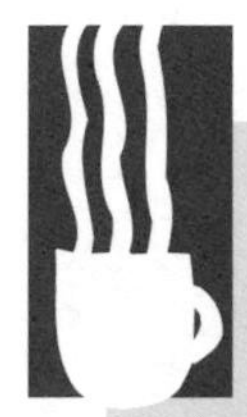

問題與討論

1.患有B型肝炎者，其飲食須注意哪些?

2.已有肝硬化現象的人，其飲食原則如何?

3.有脂肪肝的人，在飲食上須作何調整?

4.常見引起肝炎的原因有哪些？哪一類原因對國人健康影響最大？

5.肝硬化的併發症為何？

6.什麼是肝發炎指標？什麼是肝功能指標？什麼是診斷B型病毒帶原的指標？

參考書目

可怕的猛暴性肝衰竭，財團法人台灣肝臟學術文教基金會刊第十期，http://liver.club.kmu.edu.tw/publish.php?Type=&Board_No=9

金惠民等（2002）。《疾病・營養與膳食療養》（十版），頁343-373。台北：華香園出版社。

許青雲、彭巧珍等（2008）。《實用營養與膳食療養學》（三版），頁7-1～7-23。台中：華格那出版有限公司。

臺大醫院營養部（2000）。《家庭營養師：台大營養師教你如何吃出健康》（一版），頁71-83。台北：天下雜誌。

"How A Liver Detox Diet Can Restore Your Health", http://thedetoxspecialist.com/blog/detox/how-liver-detox-diet-can-resore-your-health

"How the Liver Works", http://www.lpch.org/DiseaseHealthInfo/HealthLibrary/digest/liverant.html

Dennis & Lee, "Viral hepatitis", http://www.medicinenet.com/viral_hepatitis/article.htm

Dennis & Marks, "Cirrhosis (Cirrhosis of the Liver)", http://www.medicinenet.com/cirrhosis/article.htm

Scott L. Friedman, Kenneth R. McQuaid, James H. Grendell (1996). *Current Diagnosis and Treatment in Gastroenterology*. McGraw-Hill.

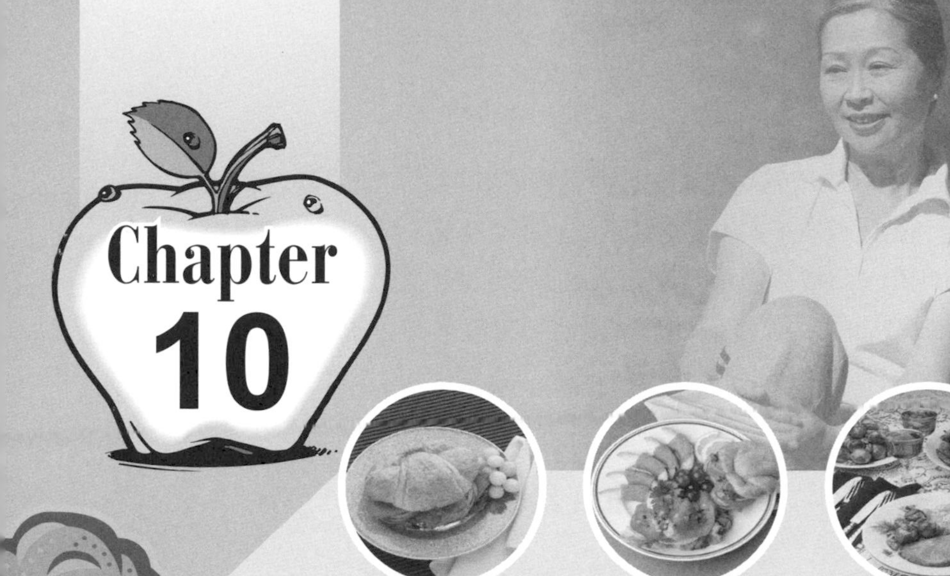

Chapter 10

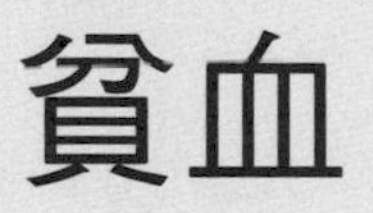

貧血

陳皇光　陳巧明

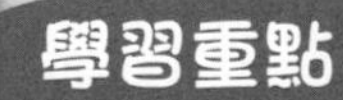

學習重點

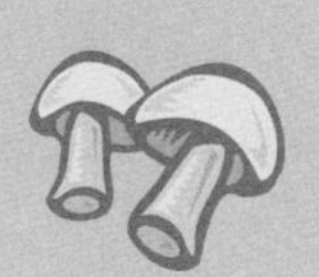

- 紅血球與血紅素的功能為何？
- 什麼是貧血？貧血的主要原因為何？
- 貧血該如何檢查與評估？
- 貧血的症狀為何？
- 貧血的治療原則如何？
- 貧血病人之營養照顧

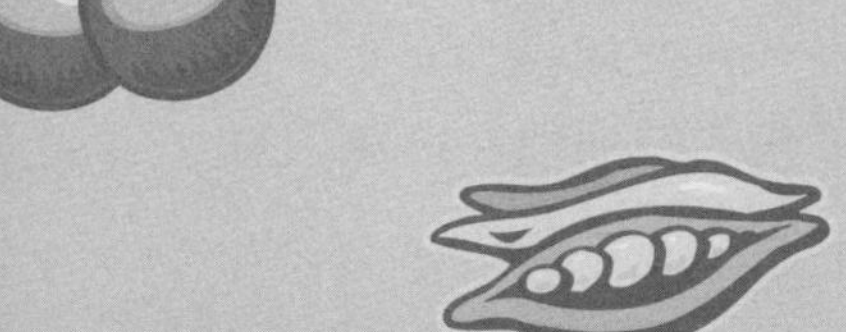

血液中紅血球的功能，在於血紅素能攜帶氧氣到全身各組織提供細胞進行利用，若血紅素不足則會造成組織的缺氧、增加心臟的負擔及體力不足的現象。銀髮族經常因為腸道出血疾病、營養不良、骨髓疾病及慢性疾病造成貧血的現象。所以本章的學習重點在於貧血的原因、貧血的症狀與診斷及如何調整飲食習慣來預防貧血的產生。

第一節　紅血球與血紅素

一、血球的功能

成年人的血球主要由骨髓製造，血液中的血球主要分成三大類：紅血球（Red Blood Cell, RBC）、白血球（White Blood Cell, WBC）與血小板（Platelet, PLT）。

紅血球由肺部獲得氧氣後，經由血液循環輸送氧氣到身體各組織。白血球主要負責免疫功能，而血小板則負責凝血功能。其中紅血球是數量最多的血球，約占血球數的95%上下。

血液中的血漿容積約占55%左右，而紅血球占血液的容積百分比稱為血比容（Hematocrit, Hct），血液中紅血球占的容積約為36～50%左右。

二、什麼是血紅素？

紅血球中負責結合氧氣的成分為血紅素（Hemoglobin，又稱血色素或血紅蛋白）。血紅素主要是由四個原血紅素（Heme）和四條多肽鏈（Polypeptide）組成。身體組織所產生的二氧化碳也是由血紅素攜帶至肺泡排出體外。

成熟的紅血球一般的壽命為一百二十天。老化的紅血球在肝臟及脾

臟由巨噬細胞所破壞，血紅素也分解成可再利用的鐵質及經由肝臟合成最後將排入小腸中的膽紅素（Bilirubin）。

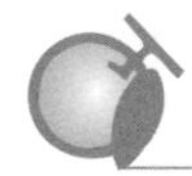

第二節　什麼是貧血？

一、什麼是貧血？

血液中的血紅素不足、紅血球數量或血比容的減少導致體內輸送氧氣的功能受損，稱之為貧血。

二、貧血的診斷

1.一般經由血液檢查「全血球計數」（Complete Blood Count, CBC）可得知紅血球數目、血紅素、血比容、平均紅血球體積（Mean Corpuscular Volume, MCV）等相關於貧血的指標。

2.全血球計數正常參考值如**表10-1**。當血紅素、紅血球數或血比容低於參考值，則稱為貧血。一般以血紅素作為貧血與否的最重要指標。

3.貧血的分類：出現貧血現象後，我們依據平均紅血球體積（MCV）將貧血分成三類，如**表10-2**所示。

表10-1　全血球計數正常參考值

檢查項目	參考值	記憶
紅血球數（RBC）	男性：4.2～6.2×10^6/μL 女性：3.7～5.5×10^6/μL	約500萬
血紅素（Hb）	男性：12.3～18.3g/dL 女性：11.3～15.3g/dL	約12以上
血比容（Hct）	男性：39～53% 女性：33～47%	數值約為血紅素3倍
平均紅血球體積（MCV）	79～99fL	約80～100

表10-2　貧血的分類

分類	檢驗值	常見原因
小球性貧血	MCV<80fL	常見的原因為缺鐵性貧血及地中海型貧血
大球性貧血	MCV>100fL	常見的原因為缺乏維生素B_{12}或者葉酸，前者好發於萎縮性胃炎或吃全素者
正球性貧血	MCV介於80～100fL	可能有慢性疾病、慢性感染、惡性腫瘤或急性出血

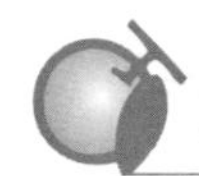

第三節　貧血的原因

一、貧血的機制

貧血的機制如**表10-3**。

表10-3　貧血的機制

貧血的機制	相關疾病
血球或血紅素製造不足	1.營養素不足（因飲食缺乏或無法吸收維生素B_{12}或葉酸，造成惡性貧血或大球性貧血；鐵質攝取吸收不足無法製造血紅素） 2.骨髓疾病（白血病、淋巴瘤、骨髓造血不良症候群等） 3.腎臟疾病、慢性疾病（紅血球生成素分泌不足）
體內紅血球破壞過速	又稱溶血性貧血，例如自體免疫疾病、地中海型貧血、蠶豆症、藥物或肝脾腫大
血液流失	最常見的原因為經血過量、消化道出血、手術或外傷出血，最終造成缺鐵性貧血

二、老年人貧血好發原因

老年人貧血好發原因如下（Joosten E. et al., 1992）（表10-4）：

表10-4　老年人貧血好發原因

原因	百分比
慢性病（慢性腎臟疾病、發炎）	30～45%
缺鐵性貧血	15～30%
外傷、手術出血	5～10%
維生素B_{12}或葉酸缺乏症	5～10%
慢性白血病、淋巴瘤	5%
骨髓造血不良症候群（Myelodysplastic Syndrome, MDS）	5%
原因不明	15～25%

(一)缺鐵性貧血

缺鐵性貧血（Iron Deficiency Anemia, IDA）原因多半來自於血液流失，是最常見的貧血原因。女性經血過量或陰道出血、痔瘡、大腸息肉、大腸腫瘤、胃部腫瘤、消化性潰瘍出血為最重要的血液流失病因。

血球檢查很容易看到血紅素（Hb）、血比容（MCV）及紅血球數（RBC）都明顯下降。如果要進一步證明真的為缺鐵性貧血可再檢查鐵蛋白（Ferritin）、鐵離子（Fe, Iron）及全鐵結合能力（TIBC）等，來分辨是否真有缺鐵的情況。

(二)地中海型貧血

地中海型貧血（Thalassemia）來自於遺傳基因缺陷，區分為α及β兩型。因為重症地中海型貧血會胎死腹中或自出生後六個月開始就要定期輸血來維持生命，所以幾乎不會在成年人中發現新的重症病患。

當你從沒有定期輸血病史卻被診斷為地中海型貧血是屬於基因缺

陷較輕微者，所以完全不會出現貧血的症狀。所以我們除了看到血比容（MCV）明顯下降以外，血紅素（Hb）多半正常或輕微下降，而紅血球數（RBC）卻反而上升。檢測鐵蛋白量會發現結果是正常的。這種常見的輕微地中海型貧血不需任何治療！

若想得知自己為哪一種型的地中海型貧血，可進一步做血紅素電泳檢查（Hemoglobin Electrophoresis Test）。

(三)慢性疾病

老年人經常因為有慢性疾病（如腎臟病、肝硬化、自體免疫性疾病、萎縮性胃炎）、慢性感染（如肺結核、愛滋病、寄生蟲）、惡性腫瘤（如肺癌或女性乳癌）而導致貧血。

這些貧血原因需要詳細地分析症狀、病史及參考檢查資料，才能找到真正的病因。

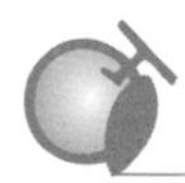

第四節　貧血的相關檢查

一、貧血就醫原則

貧血的原因相對複雜，需依照疾病病史找尋特殊專科診治。舉例來說，若經血過量問題，應該尋求婦產科醫師診治；若為解血便或解黑便情形，應該尋求消化科（肝膽腸胃科）醫師診治。若無法掌握確切原因，可尋求家醫科或血液科醫師的協助。

二、醫師在診治貧血病患會詢問及檢查的項目

(一)疾病病史

1.女性月經過量、經期過長或停經後陰道出血。
2.消化道出血：解血便或黑便。
3.近期手術或因受傷而大量失血。
4.是否吃全素、有慢性胃病或曾接受胃部切除手術。
5.慢性肝病或腎病病史。
6.感染症狀。
7.皮膚出現淤血斑。
8.不明原因發燒或感染。
9.自體免疫性疾病病史。
10.地中海型貧血家族史。
11.藥物使用，特別是可能引起消化道出血的阿斯匹靈、止痛藥或抗凝血劑，及用在治療自體免疫疾病的骨髓抑制劑。

(二)主觀症狀

1.疲倦。
2.體力不佳，無法從事耐久性運動。
3.心悸。
4.氣喘。
5.姿態性昏厥（改變姿勢產生短暫失去視覺或意識）。

(三)理學檢查

1.檢查是否有唇色、結膜、指甲及皮膚蒼白。
2.檢查是否有心搏過速現象。

3.是否有低血壓或姿態性低血壓。

4.檢查是否皮膚出現淤血點或淤血斑。

(四)實驗室檢查

1.全血球計數：檢查血紅素、血比容、平均紅血球體積（MCV）、紅血球數、白血球數與血小板數。

2.白血球分類：檢查是否有不成熟的血球細胞。

3.鐵蛋白、鐵離子（Fe）與全鐵結合能力（TIBC）：評估鐵質儲存量。

4.肝腎功能指標、腹部超音波：檢查肝腎疾病。

5.糞便潛血：檢查是否有消化道出血。

6.自體免疫血清檢查：檢查是否有紅斑性狼瘡或類風濕性關節炎。

7.特殊感染疾病檢查：寄生蟲、肺結核或愛滋病等。

(五)影像或侵入性檢查

1.若懷疑是婦科疾病，應該繼續執行子宮頸抹片、婦科超音波及相關荷爾蒙檢查，以排除子宮頸癌、子宮內膜癌、子宮肌瘤及功能不良性子宮出血（Dysfunctional Uterine Bleeding, DUB）。

2.若糞便潛血陽性或有明確消化道出血現象，應該考慮上下消化道內視鏡檢查（胃鏡與大腸鏡），以排除痔瘡、大腸息肉、大腸腫瘤、發炎性大腸炎、消化性潰瘍、萎縮性胃炎或胃癌等上消化道腫瘤。

3.若懷疑骨髓疾病、白血病或淋巴瘤引起貧血，則需考慮骨髓穿刺檢查。

第五節　貧血的症狀

輕微貧血或慢性貧血經常無症狀，或者病患本身會逐漸適應貧血的情況；但嚴重貧血或短時間大量失血則會出現明顯症狀。

常見的貧血症狀有：疲倦、皮膚及唇色蒼白、心悸及活動時易喘。

貧血相關症狀有：掉髮、心臟疾病惡化、黃疸（溶血性貧血、肝硬化）、手腳感覺異常（缺乏維生素B_{12}）、吞嚥困難、口炎及萎縮性舌炎（缺鐵性貧血）。

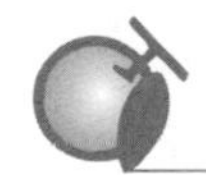

第六節　貧血的治療

嚴重貧血者，儘量不要從事劇烈運動或長時間活動。貧血的治療以去除病因為最重要手段，治療的原則如下：

1.無症狀之地中海型貧血無需治療。
2.缺鐵性貧血應該治療失血原因，利用手術或藥物去除出血病灶。若症狀較嚴重才考慮補充鐵劑或輸血治療。
3.慢性病則給予特殊藥品補充（例如腎衰竭需施打紅血球生成素）或藥物治療（治療感染或發炎性疾病）。
4.骨髓性疾病則需要化學治療甚至骨髓移植才能真正解決造血問題。
5.應跟醫師仔細討論用藥是否會導致出血或抑制造血功能。
6.若為營養素不足，則考慮從飲食、藥物或營養補充品（例如維生素B_{12}或葉酸）著手。

第七節　貧血的營養照顧

營養性的貧血，通常是因為某些營養素缺乏，引起血球不成熟或血球容易遭受破壞，此種貧血可以藉由營養補充或加強食物攝取，提供紅血球生長所需要的營養素，來改善貧血的症狀。因此，經過醫師檢查後，確認是營養性貧血，可利用下列的營養照顧原則來改善貧血。

一、貧血的飲食原則

造成老年人貧血的原因很多，包括骨髓合成血球能力下降、營養不良（含鐵食物及蛋白質攝取不足）、腎臟疾病造成紅血球生成素分泌不足、遺傳性地中海型貧血及腸胃道慢性出血等，其中以腸胃道慢性出血及營養不良是最常見的因素。老年人可能因為服用非固醇類消炎藥，如阿斯匹靈等而增加腸胃道出血的機會，此外，腸胃道的腫瘤亦是造成病人慢性出血的原因。因此，當老年人因貧血尋求營養照顧之前，應先進行內視鏡檢查或大便潛血反應檢查，確認並改善其腸胃道出血的問題，再經由飲食調養，方能達到改善貧血的作用。

(一)蛋白質

蛋白質攝取不足會導致貧血，因為它是紅血球中血紅蛋白的原料，貧血者應該每公斤體重攝取1.5公克的蛋白質，以供應紅血球生成所需（其中又以富含血基質鐵的動物性蛋白為佳），奶類、雞肉、魚肉、豬肉、牛肉及蛋類，都是極佳的蛋白質來源。

(二)鐵質

依照行政院衛生福利部的建議，老年人每日需要從飲食攝取10毫克的鐵質。如果出現貧血的症狀，除了以鐵劑治療以外，也應該增加富含鐵

表10-5　含鐵食物建議表（mg/100g食物）

食物	鐵	食物	鐵	食物	鐵
紫菜	90.4	文蛤	13	綠豆	6.4
蝦皮	56	南瓜子	12.2	干絲	6.2
黑糖	49.2	紅莧菜	12.0	松子	5.8
髮菜	33.8	麥片	11.1	五香豆干	5.5
花生	29.5	豬肝	11.0	高麗菜乾	5.2
燕麥粥	24.6	紅豆	9.8	雞蛋黃	5.1
黑芝麻	24.5	花豆	9.0	杏仁	4.9
食茱萸	23.9	甜豌豆	8.5		
芝麻醬	20.4	瓜子	8.4		
鴨血	19.8	白芝麻	8.4		
鹹鴨蛋黃	17.2	酵母粉	7.8		
柴魚片	15.3	高鈣脫脂奶粉	7.8		
枸杞	14.6	素肉鬆	7.5		
皇帝豆	14.1	辣椒	7.4		
可可粉	13.9	黃豆	7.4		
豬血糕	13.2	黑豆干	7.0		

質的食物攝取。**表10-5**為含鐵食物建議表。

◆影響鐵質吸收的因素

1.鐵質存在於食物中的型態：飲食中鐵質存在的形式會影響其吸收率，一般而言，存在於肉類、魚類及家禽類中的血基質鐵的吸收率較高，約15%，而存在穀類、蔬菜類及水果類中的非血基質鐵的人體吸收率較差，約3%。因此對於缺鐵性貧血的患者，鼓勵攝取血基質鐵能增加鐵的吸收。

2.飲食中是否存在促進鐵吸收的因子：維生素C能將非血基質鐵的吸收率由3%提高至8%，是促進鐵吸收的飲食因子。需注意的是，維生素C必須與非血基質鐵同時食用才有效果，如果過早或過晚服用則無此效果，若飯前四小時服用維生素C並不會增加非血基質鐵的吸收。

3.飲食中是否含有大量的鈣質：人體腸道吸收鐵質及鈣質為相同的通道，所以攝取高劑量的鈣質可能會抑制鐵的吸收。由於鈣質與鐵質對人體同樣重要，因此建議高鈣的食物應與高鐵的食物分開食用。例如可以利用早餐及點心攝取富含鈣質的食物，而於午餐及晚餐時攝取富含鐵質的食物，可減少鈣質對鐵質吸收的影響。

4.飲食中是否含有抑制鐵質吸收的物質：研究發現，抑制鐵質吸收的物質包括碳酸、草酸、磷酸及植酸；高量的蔬菜水果纖維亦會阻礙非血基質鐵之吸收；茶葉中的單寧會與鐵形成不可溶的化合物，因而減少50%的鐵質吸收。因此在攝取高鐵飲食的同時，應該避免上述食物的攝取。

◆促進鐵質吸收的原則

綜合上述，為促進鐵質的吸收，應注意下列原則：

1.選擇富含血基質鐵的食物，如肉類、魚類及家禽類。
2.每餐的飲食中應同時包含富有維生素C的新鮮蔬菜及水果。
3.避免食用含過量草酸及植酸的食物，如菠菜、油菜。
4.應避免與茶同時食用。
5.應避免同時攝取高鈣飲食。

(三)維生素C

維生素C有助於將飲食中的三價鐵離子轉換成吸收力較好的二價鐵離子，而增加鐵質的生體可利用率。因此，在飯後補充富含維生素C的水果，可以增加鐵的吸收。

(四)葉酸

葉酸及維生素B_{12}缺乏都會導致紅血球DNA的合成異常，而引起巨母紅血球性貧血。其中以葉酸缺乏引起的巨母紅血球性貧血較維生素B_{12}缺乏早出現，因為正常的葉酸儲存量，在攝取低葉酸飲食二至四個月後即耗盡，而維生素B_{12}的儲存量則通常可以維持數年之久。

老年人容易出現葉酸缺乏的原因如下：

1.攝取量不足：葉酸通常存在蔬菜及水果中，老年人因為牙齒不佳或因為偏食習慣，導致葉酸攝取不足。
2.過度烹調：葉酸在高溫的環境之下容易被破壞，老年人經常因為牙齒不佳，增加蔬菜的烹調時間，使食物軟化，但也因而增加葉酸的破壞。
3.吸收不良：老年人因為胃酸分泌減少、部分腸胃道切除、酗酒及藥物都會影響葉酸的吸收。

當醫生檢查確認為葉酸缺乏時，建議每天口服1,000微毫克葉酸，持續二至三星期。葉酸的營養狀態改善後，應加強富含葉酸的食物攝取。富含葉酸的食物來源包括肝臟、酵母、蘆筍、柳丁及莢豆類。其次為玉米、菜豆、芥菜、花椰菜及核果類。

(五)維生素B_{12}

維生素B_{12}缺乏會導致惡性貧血及神經炎的症狀。維生素B_{12}的吸收必須先與唾液腺及胃所分泌的R蛋白質結合，直到小腸後，才由胰臟酵素將維生素B_{12}與R蛋白質結合體分解，釋放出的維生素B_{12}再與胃壁細胞所分泌的內在因子結合，結合體才從迴腸被人體吸收。正常的情況下，肝臟所儲存的維生素B_{12}可供身體使用數年之久。

老年人容易維生素B_{12}缺乏的原因如下：

1.攝取不足：維生素B_{12}主要存在動物性食品，如果個案長期食用不含奶類及蛋類之純素食飲食，則容易出現維生素B_{12}缺乏的現象。
2.吸收不良：老年人因為全部或部分胃切除而缺乏內在因子，或是慢性胰臟炎、藥物引發吸收不良，或因疾病導致迴腸切除或腸道細菌過度繁殖，都會使得維生素B_{12}的吸收受到阻礙。

當醫生檢查確認為維生素B_{12}缺乏時，通常每週皮下注射100微毫克的維生素B_{12}，持續1～25週，在狀況改善之後，則改為每月注射100微毫克的維生素B_{12}。約有1%的維生素B_{12}在腸道以擴散的方式吸收，因此，口服大劑量的維生素B_{12}對內在因子不足的患者亦同樣有效。肉類、蛋類、牛奶與乳製品均是維生素B_{12}的良好來源，應鼓勵老人多攝取。

(六)維生素B_6

維生素B_6缺乏時，血紅素的合成受阻，因為缺乏血紅素之故，使得紅血球呈現血球較小及顏色較淡之貧血現象。

治療原則為每日補充50～200毫克的維生素B_6。維生素B_6的來源廣泛，動物性的來源包括雞肉、魚肉、豬肉及內臟，植物性的來源包括全麥製品、糙米、黃豆、葵花子、香蕉、花椰菜及菠菜。由於維生素B_6極易於加工過程中遭受破壞，所以儘量選用全穀類及天然食物可以保留較多的維生素B_6。

(七)維生素E

維生素E是一種抗氧化劑，可以保護細胞膜免於氧化的損傷，當維生素E缺乏時，容易導致紅血球細胞膜破裂，而產生溶血性貧血。

治療的方式以多攝取富含維生素E的食物為主。維生素E的飲食來源包括核果類、花生、植物油，如黃豆油、葵花油、綠色蔬菜及小麥胚芽等。

二、改善鐵吸收的保健食品

(一)四物鐵

研究發現中藥材的四物（熟地、當歸、白芍、川芎），能提升鐵的吸收率，有助於增加血紅素生成。

(二)相關產品

1. 天地合補含鐵四物飲：經動物實驗結果證實：(1)有助於促進鐵吸收；(2)有助於增加血紅素生成（衛署健食字第A00197號）。
2. 李時珍四物鐵飲料：根據動物試驗結果顯示，具有下列功效：(1)有助於促進鐵吸收；(2)有助於增加血紅素生成（衛署健食字第A00142號）。

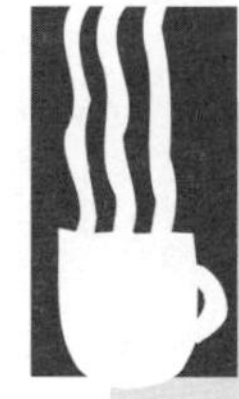

問題與討論

1. 常見正球性及大球性貧血的原因為何？
2. 缺鐵性貧血常見的原因為何？
3. 評估貧血的實驗室檢查有哪些？

參考書目

謝明哲、葉松鈴、蔡雅惠（2010）。《膳食療養學實驗》。台北：台北醫學院保健營養學系。

台灣營養學會臨床營養委員會主編（2006）。《臨床營養工作手冊》。行政院衛生福利部。

Joosten, E., Pelemans, W., Hiele, M., Noyen, J., Verhaeghe, R.,& Boogaerts, M. A. (1992). Prevalence and causes of anaemia in a geriatric hospitalized population. *Gerontology, 38*(1-2), 111-117.

L. Kathleen Mahan, Sylvia Escott-Stump, Janice L Raymond (2013). *Krause's Food & the Nutrition Care Process*. 13e., Elsevier.

Melissa Bernstein, Ann Schmidt Luggen (2009). *Nutrition for the Older Adult*. Jones & Bartlett Publishers.

Nabili & Shiel Jr., "Anemia", http://www.medicinenet.com/anemia/article.htm

Sá & Papelbaum, "Anemia of Chronic Disease", http://www.medstudents.com.br/hemat/hemat.htm

Smith, D. L. (2000). Anemia in the elderly. *Am Fam Physician, 62*(7), 1565-1572.

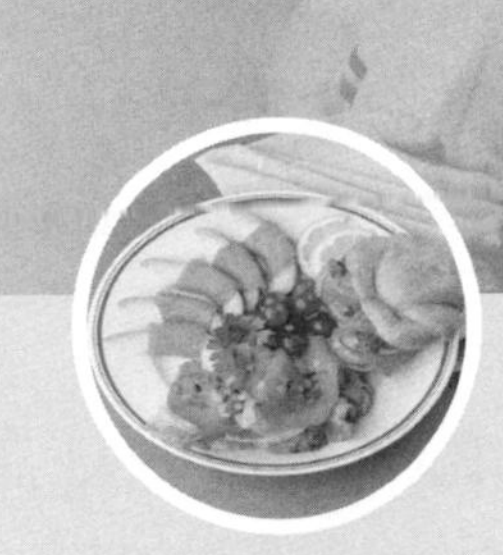

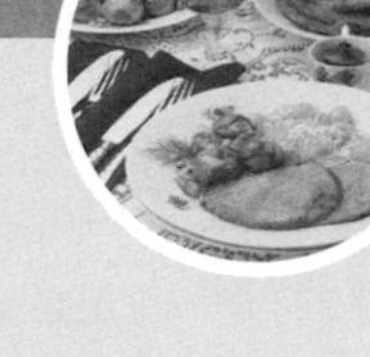

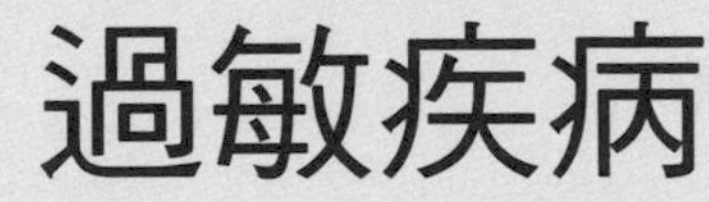

過敏疾病

陳皇光　黃惠宇

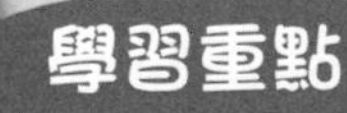

學習重點

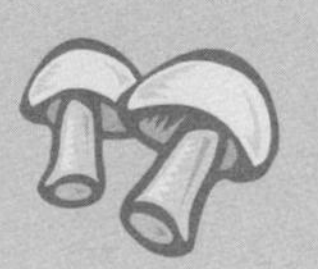

- 什麼是免疫系統？免疫系統的分類為何？
- 什麼是發炎反應？
- 什麼是過敏？什麼是過敏原？
- 過敏反應有哪些種類？
- 過敏的原因為何？過敏的症狀為何？
- 過敏該如何檢查？
- 過敏的治療原則為何？
- 過敏病人之營養原則與建議

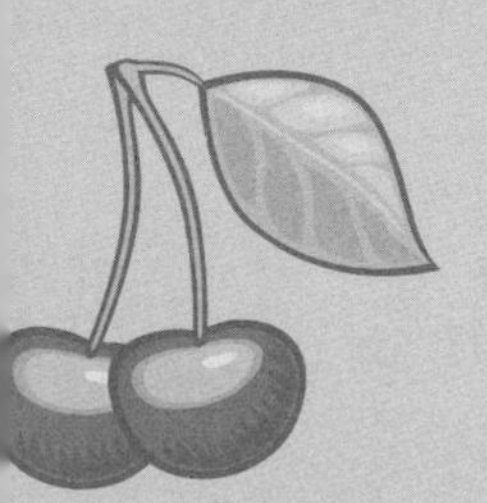

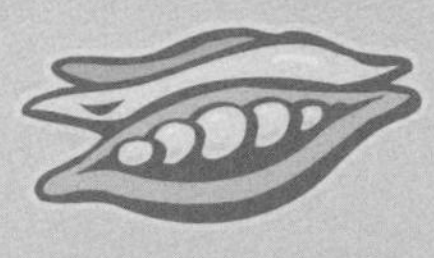

當身體對於外界的微生物、食物、藥物、化學物質等過度反應而產生組織的發炎反應稱為過敏。過敏疾病好發在直接暴露在外界的身體組織，例如眼睛、呼吸道、皮膚及腸道，嚴重的過敏反應甚至會導致血管過度擴張而休克。過敏是國人盛行率極高的疾病，對於生活品質影響極大。本章的學習重點在於認識人體免疫系統、過敏形成的原因、過敏相關的症狀與治療的方法，及透過飲食的調整來避免過敏疾病的發生。

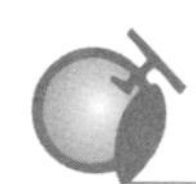

第一節　臨床病症及注意事項

一、免疫系統

身體為了抵抗外來有害微生物或物質侵入體內，有兩道防禦機制。第一道來自於體表屏障，例如皮膚、黏膜、黏液、益生菌、毛髮、纖毛、酸性pH值（耳道、胃酸及陰道）等，都能在第一時間內將身體有害的物質及環境因子阻絕於外。第二道對於侵入體內有害物質、微生物或自體產生之癌細胞，生物體內透過一連串白血球的協力作用，能辨識出這些「非自體物質」，而將其吞噬、消滅或排出體內的防禦機制稱為免疫系統（Immune System）。人體重要免疫器官請見**圖11-1**。

免疫系統又可分為細胞性免疫系統（Cell-Mediated Immunity）及體液性免疫系統（Humoral Immunity）兩大類：

(一)細胞性免疫系統

白血球執行吞噬或毒殺微生物的工作，主要由巨噬細胞（Macrophage）、顆粒球（Granular Cell）及T細胞淋巴球（T Lymphocyte, T Cell）負責。其中顆粒球區分為嗜中性球（Neutrophil）、嗜伊紅球（Eosinophil）及嗜鹼性球（Basophil）三大類，後兩者與過敏反應有關。血球細胞分化流程圖請見**圖11-2**。

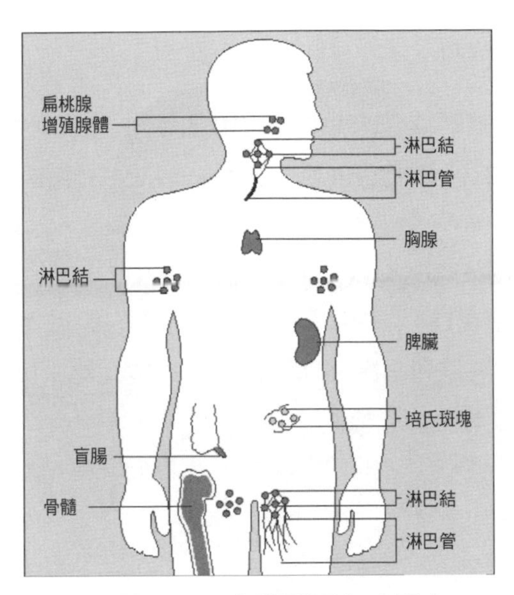

圖11-1　身體重要免疫器官

資料來源：www.getwellnatural.com

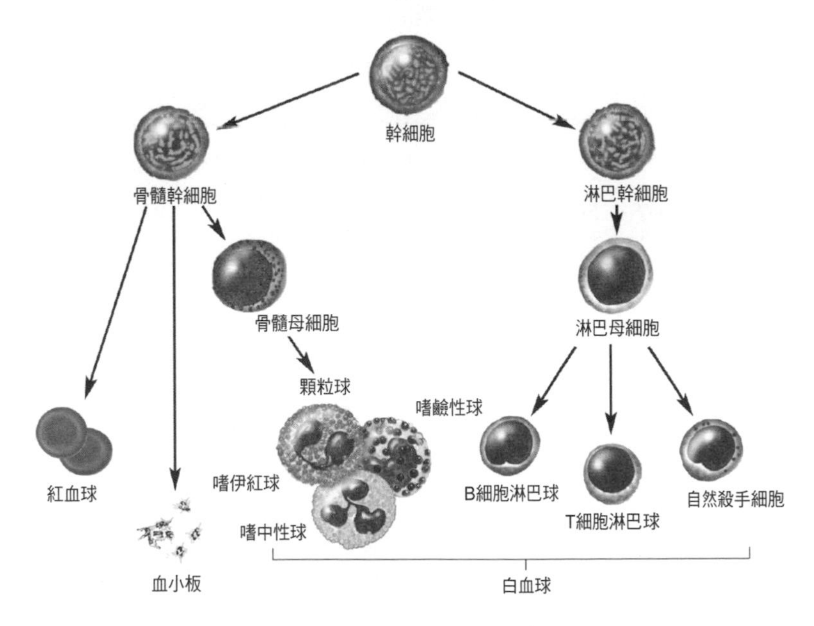

圖11-2　血球細胞分化流程圖

資料來源：cancerinfo.tri-kobe.org

(二)體液性免疫系統

白血球產生抗體對抗外來生物，由B細胞淋巴球產生的抗體執行。外來有害微生物的蛋白質稱為抗原（Antigen）。身體淋巴球產生的保護物質叫抗體（Antibody）。抗體由B細胞淋巴球產生，分成免疫球蛋白M（IgM）、免疫球蛋白G（IgG）、免疫球蛋白E（IgE）、免疫球蛋白A（IgA）及免疫球蛋白D（IgD）。IgM負責初期的免疫反應，IgG負責長期的免疫作用，IgE可以和嗜鹼性球結合產生過敏反應，IgA負責腸道黏膜免疫，而IgD的角色則仍不清楚。

二、臨床症狀

(一)發炎

當外來物質侵入體內後，身體的免疫系統會展開一連串的作用，如白血球聚集對抗外來病原體、血管擴張使更多免疫系統聚集、產生凝血作用癒合傷口及清除傷害細胞，這個過程就稱之為發炎（Inflammation）。發炎雖然是一種保護及警告機制，但是發炎同時會帶來的就是紅、腫、熱、痛等四種不適症狀。

(二)過敏反應

當身體對於外界的過敏原過度反應而產生組織的發炎反應稱為過敏（Hypersensitivity）。誘發過敏反應的抗原稱之為過敏原（Allergen）。過敏原可由吸入、食入、注射、接觸或感染等原因進入體內。常見的過敏原如下：

1.生物因子：塵蟎、花粉、蟑螂排泄物、黴菌、貓狗毛屑、昆蟲叮咬、有毒植物或感染微生物等。

2.化學因子：食物（如海產類、牛奶、雞蛋、堅果類及麩蛋白等）、

藥物（如盤尼西林、磺胺劑、止痛藥或顯影劑等）、化學物品。

3.物理因子：溫度、紫外線。

過敏好發在直接暴露在外界的身體組織，例如眼睛、呼吸道、皮膚及腸道，嚴重的過敏反應甚至會導致血管過度擴張而休克。

常見的過敏性相關疾病如**表11-1**。

表11-1　常見的過敏性相關疾病

器官	疾病	症狀
眼睛	過敏性結膜炎	眼睛癢、流眼淚、灼熱感、紅眼睛及分泌物的增加
鼻黏膜	過敏性鼻炎	接觸過敏原或冷空氣後產生打噴嚏、流鼻水及鼻塞的現象，經常會併發鼻竇炎的產生
下呼吸道	氣喘	呼吸道接觸過敏原或其他的物理化學因子刺激後，產生過度激烈的反應，使呼吸道的平滑肌發生痙攣，黏膜水腫，黏液分泌過多，導致呼吸道管徑變小，而產生咳嗽、喘鳴及呼吸困難等氣喘症狀
皮膚	蕁麻疹及血管水腫	皮膚出現像蚊子叮一樣的膨疹（Wheal）。膨疹出現後約幾分鐘或幾個小時後自行消退，消退後不留任何痕跡
皮膚	異位性皮膚炎	反覆發作的過敏性皮膚疾病，好發於嬰幼兒。多半分布於頸部及四肢曲側（肘彎及膝窩），皮膚經長期搔抓後會有脫屑、分泌物、皮膚變厚及明顯色素沉著的現象
腸道	慢性腹瀉	經常性腹痛，及伴隨著便祕或經常性腹瀉

三、引起過敏的原因

(一)遺傳因素

遺傳是導致過敏的最主要因素。遺傳過敏體質（Atopy）即是由IgE所媒介的家族性過敏反應。當父母親都有遺傳性過敏症時，小孩罹患遺傳性過敏症的機率為47～100%，如果父母親中只有一人是遺傳性過敏症，則其子女的罹患率為13%。

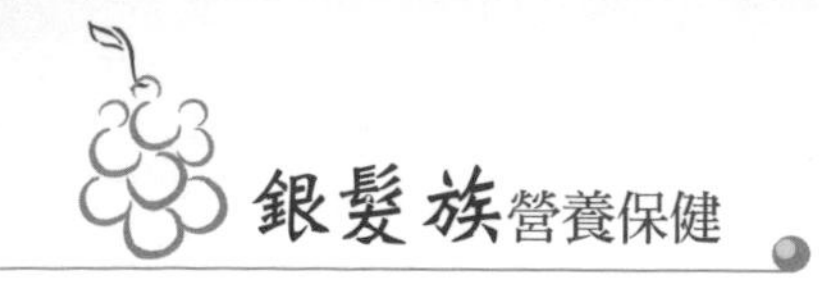

(二)暴露於抗原下

暴露在含有抗原的環境中，是引發食物過敏的首要條件。當抗原第一次暴露在體內而引起免疫細胞的活化之後，下一次再碰到抗原就有可能產生過敏反應。嬰兒可能會對母乳中的抗原敏感，而此種過敏反應可能在嬰兒第一次吃入母乳中的抗原時就會發生。

(三)胃腸道的通透性

胃腸道的通透性，亦即允許抗原穿透的能力。也是引發食物過敏的條件之一。嬰兒剛出生的早期，胃腸道的通透性最大，但是隨著胃腸道越來越成熟，通透性就會跟著降低。一些異常狀況，如胃腸道疾病、營養不良、早產及免疫功能不良時，都會使得胃腸道的通透性增大，導致食物過敏的發生率升高。

(四)環境因素

出現在體內的抗原數及環境因素，也會影響食物過敏的形成。某些人在少量進食某些食物時，可能耐受良好，但是當大量進食，過敏原出現數量太大，即可能出現過敏反應。例如因為季節或環境改變而使吸入的抗原（花粉、毛髮）數量增加時，即可能導致臨床症狀的發生。常見的吸入性抗原包括家中的灰塵、蝨子、羽毛、動物的毛髮、花粉、黴菌及穀類的粉塵。這些抗原彼此之間也會產生交叉反應。其他的環境因素，如抽菸、壓力、運動及寒冷，都可以增加食物過敏的發生率。已經有報告指出，成人的運動誘發過敏病（Exercise-Induced Anaphylaxia）與所吃進來的食物有關，這可能是因為非特異性的刺激原（Irritants）和過敏原產生交互作用所產生的。

四、過敏的檢測

除了醫師憑臨床診斷外，我們還可以透過實驗室檢查瞭解過敏的情況跟原因，例如：

(一)偵測過敏體質

可利用白血球分類檢查或免疫球蛋白E濃度檢測。查看嗜伊紅球與嗜鹼性球的百分比是否提高，或血液中較高的IgE濃度代表過敏體質及最近可能有過敏反應。

(二)偵測過敏原

可以利用皮膚針刺試驗（Skin Prick Test）、抽血檢驗以檢測過敏原特異性抗體（Allergen-Specific Antibodies），或食物攝取試驗（Oral Food Challenge）來協助確認可能的食物過敏原。

五、過敏疾病之臨床治療

除了避開過敏原之外，醫師經常使用的藥物如下：

1.抗組織胺：抑制過敏反應中組織胺所引起的這些不適症狀。可運用在過敏性鼻炎、結膜炎或皮膚症狀。
2.類固醇：阻斷過敏反應的進行並抑制發炎反應。有外用、口服、注射或吸入型劑型。
3.白三烯素拮抗劑：白三烯素拮抗劑（Leukotriene Receptor Antagonist）則可有效阻斷白三烯素引起的呼吸道發炎現象，因而改善氣喘的發生。近年來也可以是用於過敏性鼻炎的治療。
4.減敏治療：將從極少量過敏原開始，每週一至二次皮下注射，逐漸增加過敏原的濃度，來訓練免疫系統耐受這些過敏原。
5.排除飲食治療。

第二節　飲食原則與建議

過敏反應是因為先前曾受到特定化合物或藥物的刺激，而於再次接觸時，造成免疫系統過度及不良的反應，或是由飲食不當而引起的食物過敏反應。

一、食物與過敏

食物過敏，顧名思義就是由食物引起的過敏反應。一般人對食物過敏的印象，不外乎就是會出現又紅又癢的疹子。實際上，食物過敏的症狀不只是表徵在皮膚上的紅疹，還有偏頭痛、頭昏眼花、氣喘、腸胃不適（如腸躁症）、慢性皮膚病、心理性精神無法集中、情緒暴躁、失眠、嗜睡症、鼻子過敏及再發性中耳炎等。因此，食物過敏可分為急性及慢性兩種。常見食物過敏原亦就是食物中所含的抗原，通常是大分子蛋白質（分子量為10,000～70,000daltons）。每一種食物都含有許多不同的蛋白質，但其中只有很少數會造成過敏反應。例如牛奶中含有二十種以上的不同蛋白質，而其中以β-乳球蛋白（β-lactoglobin）、酪蛋白（Casein）及α-乳白蛋白（α-lactalbumin）最具致敏性。不同的抗原之間也可能發生交叉反應（Cross-Reactivity），尤其是生物活性類似的食物之間。例如對牛奶過敏的嬰兒，通常也對羊奶過敏。對豕草花粉過敏的小孩，通常也對西瓜過敏。但這樣並不意味著，某人對一種食物或花粉過敏時，此病人對其他性質接近的食物一定會產生過敏。在臨床上，小孩對豆類（如花生與黃豆）的過敏反應，很少有交叉反應發生。

雖然有許多過敏原經酸或熱破壞之後，就不具致敏活性，但是也有一些蛋白質卻是經加熱作用後才產生致敏性質，而有些過敏原則在食品加工過程中可被去除。例如對黃豆、木棉子、花生及玉米過敏的人，通常可耐受從這些植物所提煉出的食物油。但是對於有嚴重過敏性病的人，還是要建議他們小心選擇這些食物。一般而言，大部分的過敏原都會被消化掉，而且經由腸管及免疫障壁作用也會降低其吸收，但是對於免疫功能尚未成熟的嬰幼兒，卻又另當別論。例如麥粉中所含的過敏原雖然經消化會降低其致敏性，但對於五個月大之前的初生嬰兒，卻因澱粉酶及腸黏膜免疫障壁功能未成熟，而容易產生過敏。

二、飲食建議

高齡者於罹患過敏疾病時應注意「選擇」食物，其適當的飲食原則與建議分述如下：

1.多攝取蔬菜水果，以提供身體足夠的抗氧化物質、維生素及礦物質。
2.避免油炸食品的攝取，並增加Omega-3多元不飽和脂肪酸的攝取，以強化細胞活性並降低發炎反應。
3.降低會引起過敏的食物。

三、易引起過敏的食物種類

高齡者如有過敏疾病或有經「慢性食物過敏原」檢測後，對高蛋白食物、含水楊酸食物或含組織胺的食物應更小心選擇，其較易致敏食物將分述如下：

(一)高蛋白食物

1.高蛋白食物（尤其是來自植物和海產類）最常被指為含有過敏原的食物。
2.其中牛奶、黃豆、花生、蛋、蛋白及魚是最常被指出可能引發兒童過敏反應的食物。

3.任何食物也可能引發全身過敏反應。例如曾經有報告指出玉米、米、裸麥、核果、蝦、雞肉、火雞肉、牛肉、豬肉、香蕉、南瓜或馬鈴薯與兒童的食物過敏有關。

4.報告指出，蝦、花生、核果及五穀類會導致成人的食物過敏反應。

(二)含水楊酸食物

1.某些蔬果本身即含有天然水楊酸（Salicylic Acid），如柳橙、香蕉、草莓、番茄、鳳梨、葡萄、萵苣及黃瓜等。

2.一般對水果過敏者，也常對花粉過敏，此即所謂的蔬果症候群（Fruit and Vegetable Syndrome）。

(三)含組織胺的食物

1.有些食物本身即富含組織胺，例如乳酪、紅酒及魚貝類，它們可能在餐後二十四小時內使得尿中的組織胺濃度升高。

2.有些食物則會促使身體釋放組織胺，如蛋白、甲殼素、巧克力、啤酒、酒、番茄、柑橘及藍莓等。

四、藉由「試驗飲食」發現食物過敏原

食物過敏原的確認，一般來說可利用臨床生化皮膚檢測、血液檢測或是排除飲食來完成。只要找出自己的過敏原，然後儘量在飲食中避開這些食物約三個月，一些身體不適的過敏症狀，即會減輕或消失，一般可由「試驗飲食」來發現食物過敏原。

藉由「試驗飲食」發現食物過敏原

有某些食物過敏現象是無法直接檢測所導致的機轉，這時就必須仰賴「試驗飲食」來找出真正的過敏原因。「試驗飲食」是一種自我檢測以

找出食物過敏原的方法，又稱為「排除飲食」（Elimination Diet）。這種方法是藉由記錄每日飲食及身體的症狀，來分析可能引起過敏的食物。此項飲食評估的過程，約可分為四個步驟：

◆步驟1：自我評估

一般可以由以下四個問題，來協助自己確認是否有食物過敏的現象，並執行「試驗飲食」計畫。

1.你最常吃的食物為何？
2.你最討厭吃的食物為何？
3.什麼食物吃了之後，你覺得很舒服？
4.什麼種類的食物，你在日常生活中不能不吃？

這些資料可以幫助你釐清某些特殊食物與症狀的關係，並能幫助你規劃步驟2。

◆步驟2：排出可能引起過敏的食物

採取「削減法」，一共有三種作法：

1.於飲食中一次減少一種食物。
2.於飲食中一次減少一群（三至五種）最常引起過敏的食物。
3.於飲食中一次排除多種（五種以上）近來最常吃的食物，每次執行約二至四星期，並且要仔細記錄。

◆步驟3：進入挑戰期

把步驟1和步驟2中發現可能會引起過敏症狀的食物，一樣一樣地加入飲食中，看看是否會加重或引起身體不適。一般而言，食物引起的過敏反應可持續三天以上，因此每測試一種新的食物之間，至少要間隔三天。

◆步驟4：訂立排除飲食

1.把會引起過敏的飲食種類列表整理出來，表上的食物在今後三至六個月，要儘量「排除」在日常飲食之外。
2.每天儘量變換食物種類（每種食物在吃過之後，至少要隔四天才能再選吃），以減少食物過敏的產生。

不管是由血液、皮膚檢測或是排除飲食法所得知的食物過敏原，都可以在日常生活中藉由「排除飲食」的執行，減少身體發炎及其他許多疾病發生的機會。

五、營養補充品的使用原則與建議

過敏的病患可以多補充以下營養補充品：

1.綜合維生素（Multivitamin）。
2.維生素B群（Vitamin B Complex）。
3.乳酸菌（Lactic Acid Bacteria）。
4.Omega-3多元不飽和脂肪酸，如魚油（EPA、DHA）或亞麻仁油（Flaxseed Oil）。
5.綠茶（Green Tea）。
6.洋甘菊（Chamomile）。
7.薏仁或薏仁萃取物（Adlay or Adlay Extracts）。

過敏的病患營養補充品之種類與功效如**表11-2**。

表11-2　過敏的病患營養補充品之種類與功效

種類	功效
綜合維生素	維持生命、促進生長發育
維生素B群	維持神經系統功能正常
乳酸菌	維持正常腸道菌相、免疫調節作用和代謝作用
Omega-3多元不飽和脂肪酸	有助心血管疾病
綠茶	抑制關節炎、預防乳癌、改善血糖血脂
洋甘菊	消除頭痛、止吐、利於結疤、利消化
薏仁	防癌、消炎、解毒

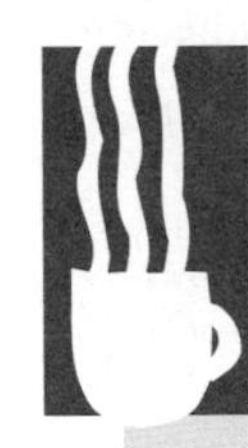

問題與討論

1.何謂細胞免疫？體液免疫？
2.減緩過敏疾病之飲食治療原則為何？
3.請列出三種可改善過敏症狀的保健食品及其作用功效？
4.細胞性免疫系統由哪些白血球來執行？跟過敏有關者為何？
5.第一型立即性過敏反應與哪些白血球與免疫球蛋白相關？
6.常見過敏相關疾病為何？

參考書目

江伯倫（2002）。〈過敏性疾病的致病機轉〉。《科學發展》，第353期，頁14-19。

吳立偉、胡昆宜、周稚傑、高東煒（2009）。〈食物過敏〉。《家庭醫學與基層醫療》，第24卷第4期，頁149-155。

Allen, C. W., Campbell, D. E., & Kemp, A. S. (2009). Food allergy: Is strict avoidance the only answer? *Pediatric Allergy and Immunology, 20*, 415-422.

Bischoff, S., & Crowe, S. E. (2005). Gastrointestinal food allergy: New insights into pathophysiology and clinical perspectives. *Gastroenterology, 128*, 1089-1113.

Callahan, T. A., & J. A. Moynihan (2002). The effects of chemical sympathectomy on T-ceil cytokine responses are not mediated by altered peritoneal exudate cell function or an inflammatory response. *Brain Behav Immun, 16*(1), 33-45.

Cripps, J. G., & Gorham, J. D. (2011). MDSC in autoimmunity. *Int Immunopharmacol, 11*, 789-793.

“Guidelines for the Diagnosis and Management of Food Allergy in the United States: Report of the NIAID-Sponsored Expert Panel”, *The Journal of Allergy and Clinical Immunology, Volume 126*, Issue 6, Supplement , Pages S1-S58, December 2010.

Karimi, K. M., & D. Inman et al. (2009). Lactobacillus reuteri-induced regulatory T cells protect against an allergic airway response in mice. *Am J Respir Crit Care Med, 179*(3), 186-93.

Kraneveld, A. D., Sagar, S., Garssen, J., & Folkerts, G. (2012). The two faces of mast cells in food allergy and allergic asthma: The possible concept of Yin Yang. *Biochim Biophys Acta, 1822*(1), 93-9.

Lin, W. H., & C. R. Wu et al. (2013) Induced apoptosis ofTh2 lymphocytes and of airway hyper responsiveness and inflammation by combined lactic acid bacteria treatment. *Int Immunopharmacol, 15*(4), 703-11.

Lloyd, C. M., & E. M. Hessel (2010). Functions of T ceils in asthma: more than just T(H)2 cells. *Nat Rev Immuno, 10*(12), 838-48.

Murosaki, S., & Y. Yamamoto et a1. (1998). Heat-killed Lactobacillus plantarum 1-137 suppresses naturally fed antigen pacific IgE production by stimulation of IL-12

production in mice. *Journal of Allergy and Clinical Immunology, 102*(1), 57-64.

Olofsson, R., & E. Lindberg et al. (2013). Melan-A specific CD8+ T lymphocytes after hypenhermic isolated limb perfusion: a pilot study in patients with in-transit metastases of malignant melanoma. *Int J Hyperthermia, 29*(3), 234-8.

Rengarajan J. V., Szabo S. J., & Glimcher L. H. (2000). Transcriptional regulation of Th1/Th2 polarization. *Immunol Today, 21*, 479-483.

Roderick Nairn and Matthew Helbert (2002). *Immunology for Medical Students*. Elsevier.

Shida, K., & R. Takahashi et al. (2002). Lactobacillus casei strain Shirota suppresses serum immunoglobulin E and immunoglobulin GI responses and systemic anaphylaxis in a food allergy model. *Clinical & Experimental Allergy, 32*(4), 563-570.

Yazdanbakhsh, M., & P. G. Kremsner et al. (2002). Allergy, parasites, and the hygiene hypothesis. *Science, 296*(5567), 490-4.

Yu, L., & S. O. Jang et al. (2010). The Effects of Lactobacillus rhamnosus on the Prevention of Asthma in a Murine Model. *Allergy Asthma Immunol Res, 2*(3), 199-205.

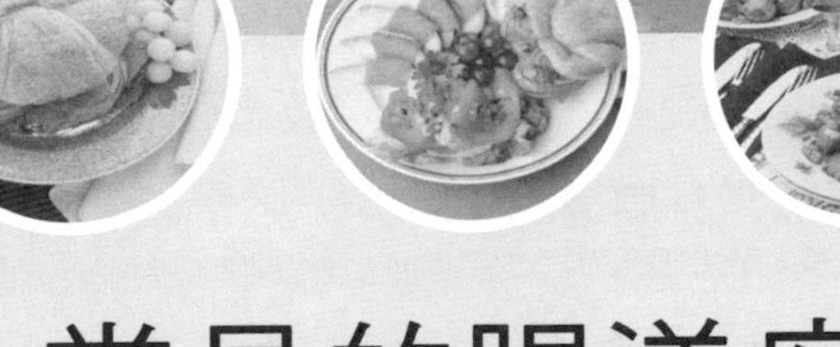

常見的腸道疾病

陳皇光　黃惠宇

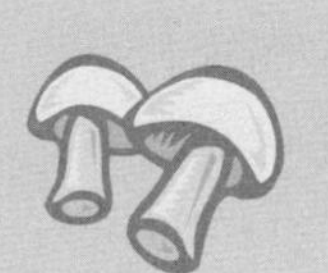

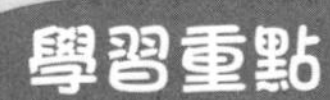

- 什麼是便祕？便祕的症狀與原因為何？
- 便祕的相關檢查及其治療原則為何？
- 什麼是腹瀉？可分哪幾類？
- 腹瀉的原因及其相關檢查為何？
- 腹瀉的治療原則為何？
- 腹瀉的飲食原則及其營養素補充

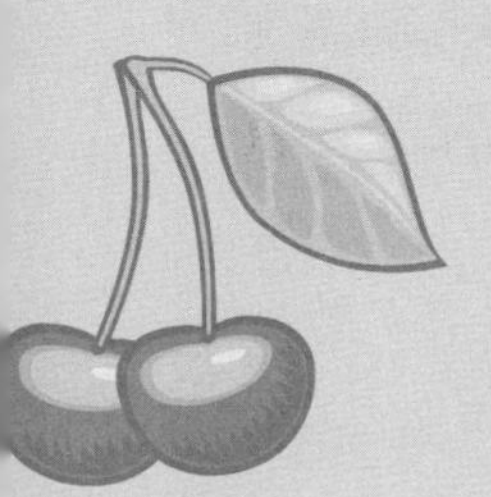

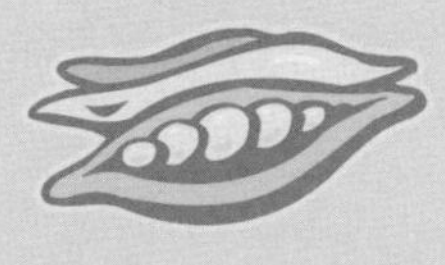

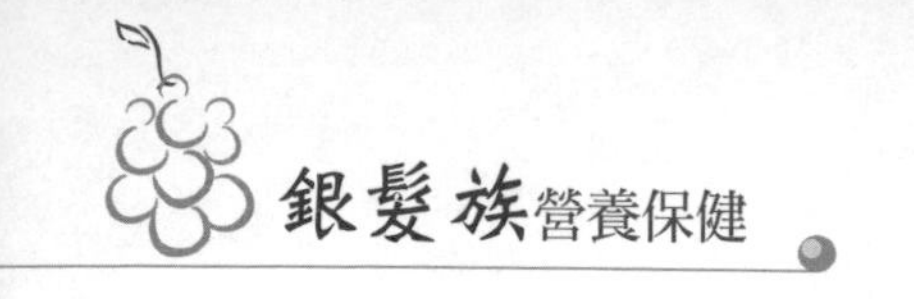

大腸是身體最重要的排泄器官，而銀髮族最常見的腸道症狀為便祕、腸炎與原因難以確診的腸躁症，對於生活品質影響極大，也可能與未來大腸出現惡性腫瘤相關。本章的學習重點在於學習腸道常見症狀的致病原因、診斷方法及如何透過飲食調整來改善大腸的健康。

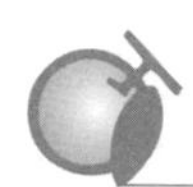

第一節　臨床病症及注意事項

一、銀髮族常見腸道疾病

銀髮族常見的腸道疾病繁多，跟飲食、運動、飲水習慣、慢性疾病、腸道機能退化、免疫力下降及腸內菌不平衡有關。為了讓讀者對腸道疾病有較清楚的觀念，茲以便祕、腸炎及腸躁症腸道症狀來分析腸道疾病的原因、診斷及處置模式。

(一)便祕

當出現大便變硬或者排便間隔過長，稱之為便祕（Constipation）。

一般人排便的頻率一日不多過三次或一週至少可排便三次都屬於正常範圍。當排便次數一日多於三次稱之為腸炎；少於一週三次稱之為便祕。

(二)腸炎

當每日排便次數增多（每日三次以上）、排便量增加（大於一般每日平均排便重量200公克）且糞便變成液狀或不成形，稱之為腹瀉（Diarrhea），也就是產生了腸炎（Enteritis）或大腸炎（Colitis）。

腸炎因為不同原因經常會伴隨腹絞痛、腹脹氣、糞便帶血、膿或黏液，甚至會出現發燒情形。 嚴重腸炎會因脫水及電解質不平衡而導致低血壓、疲倦衰弱、意識不清甚至休克。

(三)腸躁症

腸躁症（Irritable Bowel Syndrome）是一種反覆引起腹痛及排便型態改變的功能性腸道疾病，又稱為大腸激躁症。在臨床上是一種很常見的問題，台灣的發生率為10～20%，女性和男性的比例為3：1，50%的病患都是發生在35歲以下。

二、臨床症狀

(一)便祕的症狀

便祕除了大便變硬及間隔過長，多半也會伴隨著排便困難、腹脹或腹絞痛。有時可能因為大便過硬導致肛裂或惡化痔瘡症狀造成肛門出血或肛門疼痛。

(二)腸炎的症狀

腸炎的症狀與種類可見**表12-1**。

(三)腸躁症的症狀

腸躁症目前並無特定檢測方法，必須靠過去病史、臨床症狀及理學檢查排除是器官上的病變後來確立診斷。

依據功能性消化異常羅馬III準則（Rome III Criteria）對腸躁症的診斷條件如下：在過去三個月當中，每個月至少三天以上有反覆性腹痛，並且合併下列症狀至少兩項才能被診斷腸躁症：

1.排便後腹痛緩解。

2.大便的頻率改變，即出現腸炎或便祕。

表12-1　腸炎的種類與症狀

腸炎種類	腸炎機制	腸炎原因
滲透性腹瀉（Osmotic Diarrhea）	腸道內過多無法吸收的物質（醣類、鎂離子、鹽類或麩蛋白），造成腸道內高滲透壓，因此大量水分由體內循環進入腸道中	腸炎導致醣類無法吸收、食用高滲透壓醣類（例如甘露醇Mannitol）、氧化鎂、麩蛋白敏感腸病變（Celiac Sprue）、大腸鏡檢查前喝高鹽類清腸藥等
分泌性腹瀉（Secretory Diarrhea）	腸道分泌過多液體所引起	腸道病毒或細菌感染、使用刺激性瀉劑、胰臟功能異常或內分泌疾病
滲出液（Exudate）	因腸道發炎或潰瘍，使得腸黏膜排出黏液、血液或膿進入腸道	潰瘍性大腸炎、克隆氏症、桿菌性痢疾、阿米巴性痢疾、缺血性大腸炎、大腸憩室炎或大腸腫瘤等
腸子不正常蠕動（Abnormal Intestinal Motility）	小腸蠕動過快、大腸蠕動過快或肛門括約肌功能異常	甲狀腺亢進、胃切除後傾食症候群（Dumping Syndrome）、腸躁症、手術後或中風導致肛門失禁等

3.糞便的型態改變。

腸躁症病人還會經常出現清晨開始進食就出現腸炎、腹脹或排氣、解便後仍然有便意感或糞便中含有黏液。

建議有上述症狀者還須至消化科門診做大腸相關的檢查，以排除大腸構造性的疾病，如腫瘤、感染或發炎等疾病。

三、腸道疾病的原因

(一)便祕的原因

主要分成原發性便祕和續發性便祕；原發性便祕常因年齡因素使腸蠕動能力下降或肛門直腸功能異常所產生；而續發性便祕成因主要如下：

1.水分攝取不足。
2.纖維素攝取不足，缺乏蔬菜、水果及全穀物攝取。
3.缺乏規律運動。
4.腸內菌不平衡。
5.藥物作用。

(二)腸炎的原因

腸炎分為急性腸炎和慢性腸炎，其原因如下：

◆急性腸炎

急性腸炎的成因可能如下：

1.病毒性腸炎：例如諾羅病毒（Norovirus）感染。
2.細菌性腸炎：例如大腸菌、志賀氏菌（Shigella）或曲狀桿菌（Campylobacter）。
3.食物中毒：金黃色葡萄球菌所產生的毒素所引起。
4.寄生蟲感染：阿米巴原蟲、梨形鞭毛蟲感染。
5.藥物副作用：抗生素、幫助腸蠕動藥物、癌症化療藥物、痛風治療用秋水仙素等。

◆慢性腸炎

慢性腸炎的成因可能為：

1.腸躁症。
2.感染性腸炎：愛滋病、梨形鞭毛蟲。
3.發炎性大腸炎：潰瘍性大腸炎（Ulcerative Colitis）或克隆氏症（Crohn’s Disease）。
4.大腸癌。
5.乳糖不耐症（Lactose Intolerance）。

6.脂質吸收不良：胰臟炎、麩蛋白敏感腸病變。

7.內分泌疾病：甲狀腺亢進。

8.長期使用瀉藥。

嚴重腸炎可能會有併發症像是脫水、電解質不平衡、疲倦、衰弱、意識不清、癲癇、低血壓、休克、昏迷等。

(三)腸躁症的原因

腸躁症的原因可能是腸道蠕動異常、痛覺過敏、心理疾病、不明輕度發炎疾病所引起。但有些特殊原因經常被忽略：

1.乳糖不耐症：有些人在食用某些含乳糖的乳製品後，就會引起的腹痛、腹脹及腸炎等類似腸躁症的症狀。

2.焦慮症：因情緒和生活壓力干擾到自律神經的作用而所引起腸道症狀。

3.腸內菌不平衡：飲食不均衡或抗生素的使用引起腸內菌叢的改變。

4.腸道對某些食物產生的過敏反應：對一種或多種食物會引起此症狀或使症狀惡化，例如對麩蛋白過敏產生的腸炎症。

四、腸道疾病的檢測

(一)便祕的診斷與相關檢查

1.詳細病史詢問：特別是飲食、飲水及運動的習慣，糞便是否帶血，慢性病病史或體重下降的情況。

2.理學檢查：偵測肛門是否出現痔瘡或肛裂、肛門括約肌過緊。還需要詳細的腹部聽診、敲診、觸診及評估是否有巴金森氏病。

3.血液學檢查：檢查是否有甲狀腺低下、血糖過高、貧血或糞便潛血的現象。

4.不明原因難以治療的便祕需要考慮施行下消化道攝影或大腸鏡的檢查。因為近年來大腸癌的發生率幾乎都在癌症發生原因的前三名，所以出現血便、大便變細、體重減輕及難以改善的便祕時，千萬不可忽視，因為這可能是惡性腫瘤的警訊。

(二)腸炎的診斷與相關檢查

1.詳細病史詢問：過去病史、發作時間、排便頻率、大便形狀及顏色、糞便是否帶有黏液、膿或血液、有無腹痛、是否有發燒情形、飲食或藥物使用情況或旅遊史。
2.理學檢查：檢查意識情況、體溫、血壓、心跳、腸蠕動音及腹痛位置。
3.血液學檢查：檢查白血球、甲狀腺機能、血糖、鈉、氯或鉀離子、愛滋病毒（HIV）、糞便潛血、糞便培養或寄生蟲檢查。
4.出血性腸炎及慢性腸炎、便祕需要考慮施行大腸鏡的檢查，以排除是否腸炎由發炎性大腸炎或腫瘤所引起，或可能為腸躁症所引起。
5.依據功能性消化異常羅馬III準則（Rome III Criteria）對腸躁症診斷。

五、腸道疾病之臨床治療

(一)便祕的治療

◆生活型態改變

1.請培養運動習慣：散步健走後特別容易排便。
2.請養成固定排便習慣，特別在於餐後30分鐘，因為體內的胃結腸反射（Gastrocolic Reflex）可促成排便，且一般以早餐後進行固定排便效果最佳。

3.充足飲水。

◆便祕藥物治療

當生活方式調適或改變飲食都難以見效時，應該在醫師的指示下使用瀉劑（**表12-2**）。

表12-2 治療便祕之藥物種類及其作用方式

藥物種類	藥物作用方式
容積性瀉劑（Bulk Laxatives）	含纖維素藥品，增加糞便體積
潤澤性瀉劑（Emollient Laxatives）	降低腸道表面張力，導致腸內水分增加。灌腸用藥屬於這一類型，經常使用會導致脂溶性維生素不足
滲透性瀉劑（Osmotic Laxatives）	提高腸道滲透壓，使腸道水分增加。主要成分多為含鎂含磷鹽類俗稱軟便劑、大腸鏡檢查前使用的清腸藥或身體無法吸收的醣類
刺激性瀉劑（Stimulant Laxatives）	刺激腸蠕動及增加腸道內水分，俗稱瀉藥

(二)腸炎的治療

◆腸炎治療的原則

1.治療病因：排除導致腸炎的感染、飲食或藥物原因。

2.補充電解質、熱量及水分。

◆腸炎的藥物治療

原則上腹瀉治療以排除病因治療及支持性治療為主（補充熱量、水分及電解質）。若原因已確定，但在擔心腸炎引起嚴重脫水、電解質不平衡或影響生活品質時，可考慮藥物的使用（**表12-3**）。

(三)腸躁症的治療

由於腸躁症的發生原因可能性很多，故治療方面以症狀緩解為主。

表12-3　治療腸炎之藥物種類及其作用方式

藥物種類	藥物作用方式
吸附劑（Absorbents）	吸附菌及有毒化合物
減低腸蠕動藥物（Anti-motility Medications）	平滑肌鬆弛劑，可減緩腸道平滑肌收縮、止瀉及減少腹絞痛現象
鉍化合物（Bismuth Compounds）	減少消化道發炎及減少過多水分與電解質進入腸道

對日常生活的保養建議如下：

1.養成正常的作息及規律的排便習慣。
2.適當的壓力調適，必要時須諮詢精神科醫師。
3.在醫師的指示下使用藥物治療，如平滑肌鬆弛劑或精神科藥物。
4.若有貧血、體重減輕、發燒或血便等情形，須立即就醫，重新做診斷與評估。

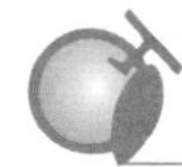

第二節　飲食原則與建議

一、腸道飲食保健原則

老人腸道保健除了要注意飲食型態外，還得要加上適度的運動才能達到事半功倍的效果。

(一)適度的運動

無氧與有氧運動並重，提高基礎代謝。

1.天天做胸腹背核心肌肉群的肌力訓練，提高基礎代謝率，讓自己的身體時時刻刻消耗更多的熱量。

2.每週做三次30分鐘以上的有氧運動。

3.生活中隨時運動，隨時鍛鍊肌力，隨時消耗熱量。

(二)正確的飲食習慣

◆飲食內容——跟著植物走，重質不重量

第一，重視主食，全穀雜糧要占一半以上，少碰精緻澱粉類產品。

依據哈佛大學健康飲食金字塔建議，天天吃全穀雜糧，餐餐吃全穀雜糧。我們經常講的五穀雜糧，包括了糙米、小麥、燕麥、高粱、玉米、小米、蕎麥、紅豆、豌豆、綠豆、花生、核桃、腰果、芝麻、松子、杏仁、薏仁等等，全穀雜糧就是指用這些五穀雜糧僅僅脫去最外面的硬殼，不多做無謂加工，保留住外殼豐富的營養素。全穀雜糧同樣提供澱粉作為熱量來源，但是和精緻澱粉不同的是全穀雜糧消化比較慢，能夠控制血糖和胰島素保持在適當濃度，因此能夠減少飢餓感，抑制肥胖、二型糖尿病以及其他代謝疾病的發生。全穀雜糧，特別是豆類、堅果類，含有豐富的優質不飽和脂肪酸，它們的植化物很多都有極強的抗氧化力及其他生理活性。

第二，豆類、薯類、菇蕈類及海藻類雖然號稱是高纖四大金剛，其實營養及保健價值不僅限於膳食纖維。

膳食纖維是腸道好菌的主要營養源。膳食纖維的定義非常嚴格，必須是不能在小腸消化，而能在大腸被腸道好菌發酵利用的植物成分，才可以叫做膳食纖維，像竹筍、鳳梨等看似纖維素含量很高，其實所含纖維素，大多稱不上是膳食纖維。

膳食纖維分為水溶性與非水溶性兩種，一般食品中兩種都有，大概比例可以參考**表12-4**。

水溶性纖維指蔬菜中的果膠、蒟蒻、蘆薈中的甘露聚醣、海藻昆布中的海藻酸等，會溶於水中，變成膠狀體。非水溶性纖維有木質素、半纖維素、幾丁質等，不溶於水，但會吸附大量水分。

表12-4 食物中水溶性與非水溶性膳食纖維含量

每百克中含量	水溶性膳食纖維	非水溶性膳食纖維
胡蘿蔔	0.7	2.0
洋蔥	1.5	4.2
花椰菜	0.7	3.5
菠菜	0.7	2.1
牛蒡	2.3	3.4
扁豆	0.8	7.3
蘋果	0.7	2.0
香蕉	0.6	1.8
鳳梨	1.0	1.1
奇異果	0.8	2.6
水梨	1.3	1.1
馬鈴薯	0.6	2.6
燕麥	2.3	2.4
糙米	0.9	2.4
大花豆	3.0	3.0
大麥胚芽	2	6
白米	0	0.3
大豆	1.8	15.3

膳食纖維對腸道健康的功能是其他營養素所無可替代的。它是腸道的清潔工，促進腸道蠕動，使便便變軟，排便暢通，減少腸道毒素的停留時間，也會吸附毒素，是排毒的好幫手，降低大腸癌的發病危險。同時膳食纖維更是腸道好菌的食物，直接促進好菌繁殖，間接抑制壞菌生長。

膳食纖維的每日建議攝取量是30公克，兒童的纖維素建議攝取量是「年齡＋5」，也就是說，5歲的小朋友每天吃10公克纖維素就是夠了。每天要吃到30公克，不容易的，以香蕉估算，要15根左右。

第三，多攝取Omega-3及Omega-6的脂肪，多用些亞麻籽油、芥花籽油、紅花油、橄欖油等健康植物油。

1.超級壞脂肪：反式脂肪是由植物油氫化製成固體，安定、耐高溫，但會降低好的HDL，提高壞的LDL，促進發炎反應。多攝取1%的反式脂肪，罹患心血管疾病機率將上升12%。反式脂肪的害處遠勝於飽和脂肪，食品法規強制標示反式脂肪酸含量；但是，在餐廳、小吃攤、山寨食品，在不為人知的角落，反式脂肪仍然無所不在。

2.壞脂肪：指飽和脂肪，會使壞的LDL升高，這一點就足夠將它們歸類於壞脂肪。飽和脂肪主要來自於紅肉、雞皮、海產、全脂奶等；有些植物油，如椰子油、棕梠油的飽和脂肪含量也高。學理上，來自飽和脂肪的熱量不宜超過總攝取熱量的7%，怕估算太麻煩了嗎？那就少吃這類東西吧！每種食物或多或少含有飽和脂肪，牛排對有些人像是鴉片，不吃不可；但是，請務必像「哈佛金字塔」說的「小心審慎」的享用。

3.好脂肪：指不飽和脂肪，對血管、心臟、大腦、腎臟、眼睛、免疫、關節、智力等，都有好處。不飽和脂肪酸又可分為單元與多元不飽和脂肪酸。單元不飽和脂肪酸可以由酪梨、堅果類、芝麻及橄欖油、花生油等獲得，多元不飽和脂肪酸可由魚肉、核桃以及亞麻籽油、菜籽油獲取。學理上，總攝取熱量中最好有10～15%來自單元不飽和脂肪酸，8～10%來自多元不飽和脂肪酸，怕估算麻煩嗎？就請您多吃這類食物吧！

同樣是植物油，建議多使用Omega-3及Omega-9型油。Omega-6的油，如大豆油和玉米油，平常食用太多，對健康反而不利。地中海料理大量使用橄欖油，當作成餐桌上的醬油，是值得推薦的好油；含亞麻酸高達57%的亞麻仁油也值得推薦。

第四，蛋白質多由豆類、核果類及蔬菜類攝取，動物性蛋白質優先考慮魚禽蛋類，少吃獸肉。

◆飲食習慣——少食、慢食、樂食

1.蘇東坡的養生頌說：「已飢方食，未飽先止，散步逍遙，務令腹空。」餓了才吃，吃到七分飽就喊停，吃飽散散步，務必讓肚子保持空空的，這是「少食」。

2.慢慢吃，細嚼慢嚥，讓大腦有時間知道您吃飽了。慢食是一種生活態度，不但由健康美學的角度，享用食物，也由環保永續的角度，瞭解食物，這是「慢食」。

3.所羅門的《傳道書》中說：「人在日光之下，莫強如吃喝快樂。」、「歡歡喜喜吃你的飯，心中快樂喝你的酒。」在快樂、舒適、輕鬆的環境氣氛下用餐，這是「樂食」。

◆生活習慣——早睡早起、規律排便、隨時舒壓

1.名中醫師潘念宗說：「晚上十一點不能上床睡覺的人，不要來找我看病。」早睡早起很難，但是請至少比現在早一個小時睡。還有晚上九點以後不要吃任何東西。

2.早上排便，沒便意也去坐坐；仔細觀察便便，尊重便意，想上廁所時就必須上。

3.唐代藥王孫思邈說：「常欲小勞，但莫大疲及強所不能堪。」常常勞動，但不能累到受不了。工作中，要時時評估自己的壓力程度，避免過度疲累，有自己獨門的解壓秘方，隨時舒壓。

◆生活型態減肥——飲食、運動、按部就班慢慢來

以上所列的腸道保健養生處方，是保證有效、保證健康的方法。茲從不同角度列出保證不復胖的「生活型態減肥法」，要點如下：

1.要將體重降到自己標準體重範圍的下限。降低體重的速度是每個月減一到兩公斤，或者半年減體重的10%。

2.讓身體新陳代謝速率可以隨著慢慢調降，逐漸適應新的體重水準，

才不會復胖。

3.要靠改變生活型態，而不是依靠節食，來逐步調降熱量攝取水準；增加全穀雜糧、豆薯菇藻蔬果所占比例；減少甜食、肉食、精緻澱粉類所占比例。

4.別忘了肥胖是發炎疾病，好的乳酸菌可以快速壓制腸道壞菌，降低腸道毒素，減緩慢性發炎。所以，我再三的強調乳酸菌是腸道保健決勝武器，務必天天正確攝取，但是千萬不要相信減肥嗜脂菌的誇大宣傳。

(三)補充益生菌

乳酸菌的功能與目前的發展趨勢有腸胃道保健、減重、美容、預防癌症、利用yogurt入菜，在此則對乳酸菌產品作個總結。

1.可以自由選擇自己所需要乳酸菌產品形式，如可以自由選擇錠劑、優酪乳、優格形式與各種不同口味及不同乳酸菌搭配的產品。

2.乳酸菌製品的供應方式，可以把優酪乳、優格或乳酸菌膠體在食間或是當成食材入餐，也是很好的食物供應形式，並可達到養生保健之目的。

3.建議常常攝取乳酸製品。

(1)一般健康人：建議每天以100ml(g)的優酪乳、優格或膠囊，只要生菌數達3×10^{10}CFU即可。

(2)常吃大餐的健康人：建議在大餐後應添加乳酸製品攝取，如100ml(g)的優酪乳、優格或乳酸菌粉末或膠囊（約生菌數3×10^{10}百億個）。

(3)孕婦：建議每日約需攝取至少100ml(g)的優酪乳、優格或乳酸菌粉末或膠囊（約生菌數3×10^{10}CFU）。

(4)小孩：建議每日約需攝取100ml(g)的優酪乳、優格或乳酸菌粉末或膠囊（約生菌數3×10^{10}CFU）。

(5)經常性便祕者：建議每日約需攝取100～200ml(g)的優酪乳、優格或乳酸菌粉末或膠囊（約生菌數3～6×10^{10}CFU）。

(6)經常性脹氣者：建議每日約需攝取100～200ml(g)的優酪乳、優格或乳酸菌粉末或膠囊（約生菌數3～6×10^{10}CFU）。

(7)癌症者：建議每日約需攝取300～500ml(g)的優酪乳、優格或乳酸菌粉末或膠囊（約生菌數9×10^{10}～1.5×10^{11}CFU）。

(8)身體有疾病者（如B、C肝炎、高血壓、腸胃炎、有過敏疾病者或常使用抗生素者）：建議每日約需攝取200～300ml(g)的優酪乳、優格或乳酸菌粉末或膠囊（約生菌數6～9×10^{10}CFU）。

4.乳酸菌製品的食用溫度不可超過40℃，超過40℃容易殺死乳酸菌，死菌雖沒有益生菌的效果，但其中的蛋白質與維生素等微量元素的營養素還在。

二、營養補充品的補充與建議

以下分別就便祕、腸炎和腸躁症，以表列方式彙整相關營養補充品的建議用量與簡單說明，提供讀者作為參考（**表12-5～表12-7**）。

表12-5　便祕之營養素補充建議

補充品	建議用量	說明
一、重要者		
蘆薈汁	早晚各1/2杯	有治療、清腸功效，也軟化糞便
葡萄糖甘露醇或有氧堆體清腸劑	餐前使用，配一大杯水。勿與其他的補充品或藥物同時使用	對有高或低血糖毛病的人特別合適。形成堆體，改善結腸功能
Naturalax # 2，來自Nature's Way Products	餐後2錠，直到腸子正常蠕動。也可每天服用2次或3次	含藥用植物，有助腸子蠕動規律
二、有幫助者		
嗜酸菌或Maxidophilus或Megadophilus不含牛奶的嗜酸菌	每天2次，各1茶匙	維持小腸內良性共生菌的共存，並使之快速通過胃，抵達小腸
蘋果果膠	每天500毫克	纖維質來源，幫助解決便祕
綜合消化酶	餐後2錠	如果有潰瘍，避免使用含鹽酸的品牌
綜合維生素及礦物質複合物	依照產品指示	便祕導致吸收不良，造成維生素及礦物質缺乏
維生素B群（高效能），添加維生素B_{12}	餐前50毫克	幫助脂肪、醣類、蛋白質消化
維生素D	每天400毫克	預防結腸癌
鈣	每天1,500毫克	
鎂	每天750毫克	
維生素E	餐前400IU	幫助結腸復原

表12-6 腸炎之營養素補充建議

補充品	建議用量	說明
一、非常重要者		
木炭錠	每小時4錠與水服用，直到情況好轉，晚間使用	千萬勿與其他維生素或藥物合用
海帶錠	每天5錠	補充礦物質
鉀	每天99毫克	補充流失的鉀
二、重要者		
蒜頭膠囊	每天3次，各2粒	殺菌（細菌及寄生蟲）
Maxidophilus或Mega-dophilus	1湯匙於蒸餾水中，空腹使用，每天2次	補充良性菌
三、有幫助者		
鈣	每天1,500毫克	補充流失的鈣質，幫助糞便成形
消化酶	用餐時使用	富含胰臟酵素，是正常消化作用所需
鎂	每天1,000毫克	幫助鈣吸收，促進pH酸鹼平衡
洋車前子或guar樹膠或燕麥麩	睡前4膠囊	有助糞便成形
不飽和脂肪酸	依照產品指示	有助糞便成形
維生素B群加維生素B_1 菸鹼素及葉酸	每天200毫克，2錠 每天50毫克	由於吸收不良，或許有必要請醫師注射維生素B
維生素C	每天3次，各500毫克	使用非酸性品牌
維生素D	每天400IU	幫助鈣吸收
維生素E	每天400IU～1,000IU	保護結腸壁細胞膜

表12-7　腸躁症之營養素補充建議

補充品	建議用量	說明
一、非常重要者		
苜蓿錠或汁	1湯匙，每天3次	含維生素K，用於改善腸內共生菌，以幫助消化正常。另含葉綠素，能清血及幫助組織復原
Dioxychlor	依照產品指示	破壞消化道內的外來菌，並攜帶氧氣到組織各部
二、重要者		
嗜酸菌（不含牛奶）	依照產品指示	使用Neo-Flora或DDS，用以補充良性菌。幫助消化及製造維生素B
蘆薈汁	1/2杯，每天3次	George's嚐起來似泉水。與ABC有氧堆體清腸劑搭配使用。協助結腸消除過多的黏液及減慢食物在腸內產生的反應
纖維——燕麥麩或米糠或樹膠或洋車前子或ABC有氧堆體清腸劑	依照產品指示。勿將藥物或其他營養補充品與纖維同時使用。因為纖維的吸收力強，會吸收這些有用的物質	與George's蘆薈汁混合，有治療及清潔的作用。勿與小麥麩混合，此物較刺激
蒜頭精膠囊	依照產品指示	幫助消化及解除結腸內的毒素
綜合維生素及礦物質複合物	依照產品指示	補充損失的或未被吸收的養分
櫻草油或亞麻仁油	依照產品指示	提供必需脂肪酸
蛋白質（含各種單一胺基酸）	依照產品指示	是修復腸黏膜之必需物
蛋白質分解酵素	依照產品指示	使用含低量鹽酸及高量胰臟酵素的品牌，用以幫助蛋白質消化及消除血液中未消化的食物。也協助消炎作用
三、有幫助者		
鈣	2,000毫克	紓解胃的緊張及幫助中樞神經，預防結腸癌
鎂	1,000毫克	
薄荷腸膜膠囊	依照產品指示	此種膠囊防止其內的薄荷油釋放到胃裡，它必須在結腸中釋放。此物有治療及協助消化的功效，也能紓解胃的不適

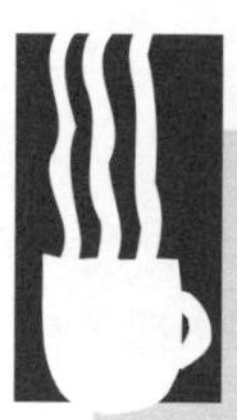

問題與討論

1.何謂替代飲食？

2.乳酸菌可應用至哪些腸道疾病？

3.乳酸菌促進腸道保健機制為何？

4.常見續發性便祕的原因為何？

5.常見慢性腹瀉的原因為何？

6.診斷腸躁症的條件為何？

參考書目

邱雪惠、楊媛絢、廖啟成（2001）。〈乳酸菌及雙岐桿菌製品介紹與國內研究現況〉。中國農業化學會機能性發酵食品研討會，頁113-144。

Balakrishnan M., Floch M. H. (2012). Prebiotics, probiotics and digestive health. *Curr Opin Clin Nutr Metab Care, 15*, 580-5.

Black, F. Einarsson, K., Lidbeck, A., Orrhage, K., & Nerd, C. E. (1991). Effect of lactic acid producing bacteria on the human intestinal microflora during ampicillin treatment. *Scand. J. Infect. Dis., 23*(2), 247-254.

"Constipation", *Am Fam Physician*. 2010 Dec 15; *82*(12), 1440-1441.

Christine Hsieh (2005). Treatment of constipation in older adults. *Am Fam Physician, 72*(11), 2277-2284.

Eastwood, Gregory L., Avunduk, Canan (1994). *Manual of Gastroenterology: Diagnosis and Therapy*. 2nd Edition, Lippincott Williams & Wilkins.

Fooks, L. J., Fuller, R., & Gibson, G. R. (1999) Prebiotics, probiotics and human gut microbiology. *International Dairy Journal, 9*, 53-61.

Gänzle M. G., Follador R. (2012). Metabolism of oligosaccharides and starch in lactobacilli: a review. *Front Microbiol, 3*, 340.

Gibson, G. R., & McCartney, A. L. (1998). Modification of the gut flora by dietary means. Biochem. *Soc. Trans., 26,* 222-227.

Glenn R. Gibson & Marcel B. Roberfroid. (1995). Dietary modulation of the human colonic microbiota: introducing the concept of prebiotics. *J. Nutr., 125,* 1401-1412.

Gomes, A. M. P. & Malcata E. X. (1999). Bifidobacterium spp. and Lactobacillus acidophilus: biological, biochemical, technological and therapeutical properties relevant for use as probiotics. *Trends Food Sci, Technol., 10,* 139-157.

Gu Q., Yang Y., Jiang G., & Chang G. (2003). Study on the regulative effect of isomaltooligosaccharides on human intestinal flora. Wei Sheng Yan Jiu. 3254-5.

Kaneko T., Kohmoto T., Kikuchi H., Shiota M., Iino H., & Mitsuoka T. (1994). Effects of isomaitooiigosaccharides with Different Degrees of Polymerization on Human Fecal Bifidobacteria. *Biosci Biotechnol Biochem, 58*, 2288-90.

Kaneko T., Kohmoto T., Kikuchi H., Shiota M., Yatake T., Iino H., & Tsuji K. (1993).

Effects of isomaltooligosaccharides intake on defecation and intestinal environment in healthy volunteers. *Japan Society of Home Economics, 44*, 245-54.

Kohmoto T, Fukui F, Takaku H, Mitsuoka 1991 Dose-response Test of Isomaltooligosaccharides for Increasing Fecal Bifidobacteria. Agric Biol Chem. 55:2157-9.

Ling W. H. (1995). Diet and colonic microflora interaction in colorectal cancer. *Nutr. Res., 15,* 439-454.

Ling, W. H. (1995). Diet and colonic microflora interaction in colorectal cancer. *Nutr Res, 15*, 439-454.

Mitsuoka, T. (1990). Bifidobacteria and their role in human health. *Journal of Industrial Microbiology, 6*, 263-268.

Roberfroid, M. B., Bomet, F., Bouley, C., & Cummings, J. H. (1995). Colonic microflora: Nutrition and health. *Nutr Rev., 53*(5), 127-130.

Salminen S., Bouley C., Boutron M. C., Cumming J. H., Franck A., Gibson G. R., Isolauri E., & Rowland I. (1998). Function food science and gastrointestinal physiology and function. *British J. Nutr., 80*, Supp1.1: 147-171.

Schiffrin E. J., Rochat F., Aeschlimann J. M., & Donnet-Hughes, A. (1995). Immunomodulation of human blood cells following the ingestion of lactic acid bacteria. *J. Dairy Sci., 78,* 491-497.

Scott Friedman, Kenneth McQuaid, James Grendell (1996). *Current Diagnosis And Treatment in Gastroenterology*. McGraw-Hill.

Tannock, G. W. (1995). Microecology of the gastrointestinal tract in relation Lo lactic acid bacteria. *International Dairy Journal, 5*, 1059-1070.

Teuri, U., Korpela, R., Saxelin, M., Montoene, L., & Salminen, S. (1998). Increased fecal frequency and gastrointestinal symptoms following ingestion of galacto-oligosaccharide-containing yogurt. *J. Nutr. Sci. Vitaminol,* 44, 465-471.

Wang S., Zhu H., Lu C., Kang Z., Luo Y., Feng L., & Lu X. (2012). Femented milk supplemented with probiotics and prebiotics can effectively alter the intestinal microbiota and immunity of host animals. *J Dairy Sci., 95*, 4813-22.

Yen C. H., Tseng M. H., Kuo Y. W., Lee M. C., & Chen H. L. (2011). Long-term supplementation of isomalto-oligosaccharides improved colonic microflora profile, bowel function, and blood cholesterol levels in constipated elderly people-a placebo-controlled, diet-controlled trial. *Nutrition, 27*, 445-50.

Zhang W. F., Li D. F., Lu W. Q., & Yi G. E. (2003). Effects of isomalto-oligosaccharides on broiler performance and intestinal microflora. *Poult Sci., 82*, 657-63.

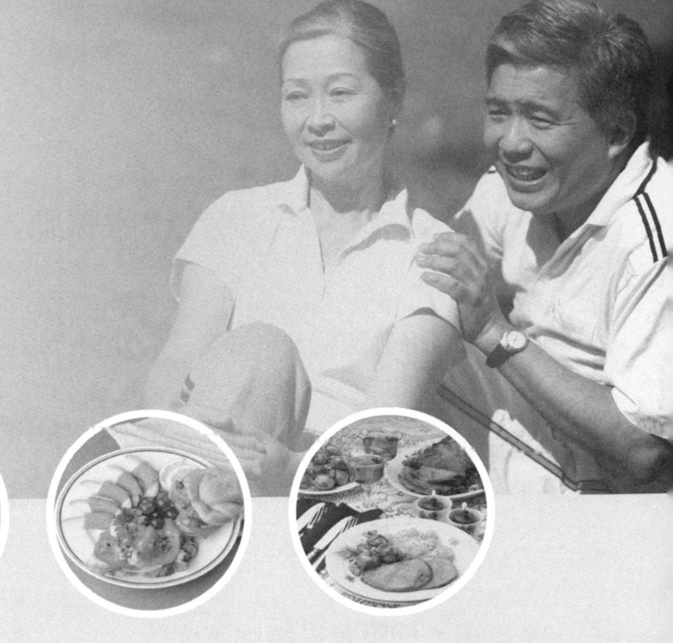

男性攝護腺肥大與女性更年期

陳皇光　郭家芬

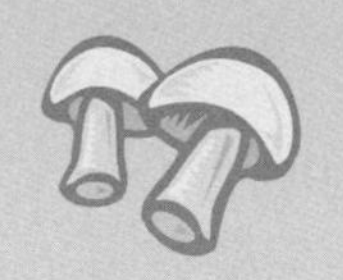

學習重點

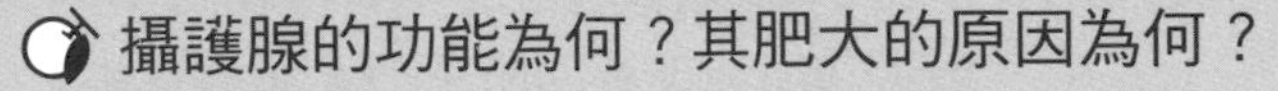

- 攝護腺的功能為何？其肥大的原因為何？
- 攝護腺肥大的症狀與併發症為何？如何評估？
- 攝護腺肥大該如何診斷？其治療原則為何？
- 什麼是女性更年期？其症狀為何？
- 女性更年期該如何診斷與評估？
- 女性更年期症狀治療原則為何？
- 攝護腺之營養保健
- 女性更年期之營養保健

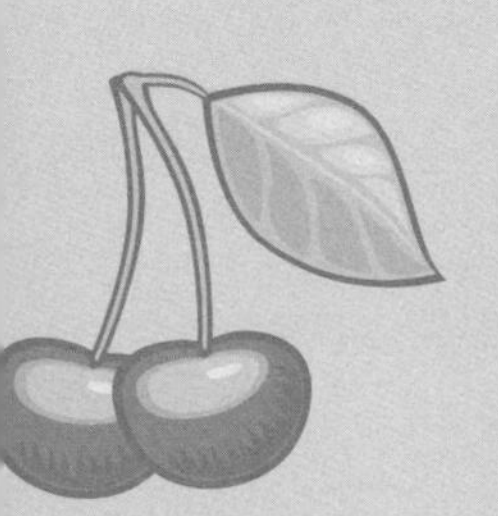

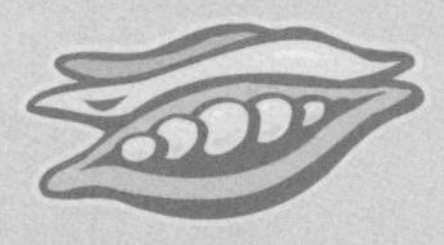

第一節　男性攝護腺肥大

攝護腺肥大是銀髮族男性盛行率極高的疾病，可能與睪固酮的代謝產物有關，但迄今確切發生仍然不明。攝護腺肥大會引起排尿困難而影響生活與睡眠品質、增加泌尿感染的機率與影響腎臟功能。本章節的學習重點在於認識攝護腺的構造與功能、攝護腺肥大可能的發生原因、症狀、診斷與治療，並透過日常飲食的調整，來預防及延緩攝護腺肥大的發生。

一、什麼是攝護腺肥大

(一)攝護腺的功能

攝護腺是雄性生殖器官的一部分，位於膀胱下方，直腸前方，約在陰莖根部，並包圍著上段尿道（Prostatic Urethra，攝護腺尿道），此段尿道與排尿及射精功能有密切關係。攝護腺主要功能為分泌攝護腺液，和精蟲及儲精囊分泌的液體共同組成精液。

(二)攝護腺肥大

正常攝護腺約核桃大小，重量約20公克。當攝護腺的細胞增生，攝護腺的體積就越來越大，導致尿道越來越狹窄，最後造成排尿困難的現象。攝護腺肥大現象多半出現在40歲以後，隨著年齡增加，症狀越來越趨明顯。到了60歲以上，幾乎一半的男性會出現攝護腺肥大的症狀。

二、攝護腺肥大的原因

(一)攝護腺的生長

青春期男性睪固酮升高，此時攝護腺也逐漸發育增大，但步入成年

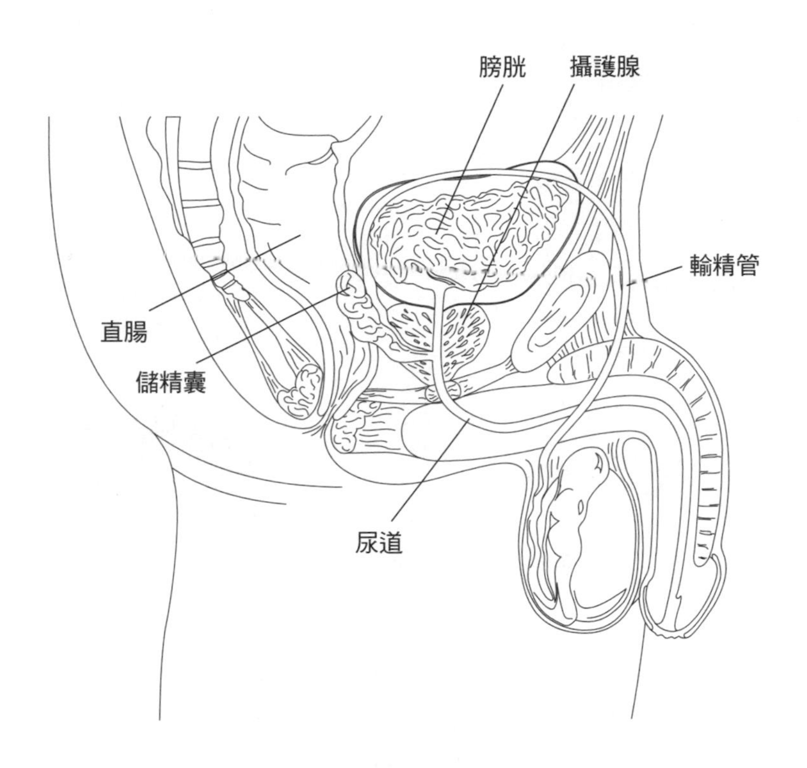

圖13-1 攝護腺的位置圖

期，攝護腺就停止生長。直到40歲左右，攝護腺又繼續開始細胞增生變大。

(二)攝護腺肥大的原因

攝護腺肥大的確切原因迄今不明，唯一相關的危險因子是年齡。

有些研究認為攝護腺肥大可能與雄性激素、雌激素或生長激素有關。男性在40歲以後其實睪固酮濃度逐漸下降，而攝護腺卻持續成長，所以無法用睪固酮濃度來解釋攝護腺肥大的原因。

睪固酮經過5α-還原酶（5α-reductase）的作用，其代謝物為二氫睪固酮（Dihydrotestosterone, DHT）；若經由芳香環轉化酶（Aromatase）的作

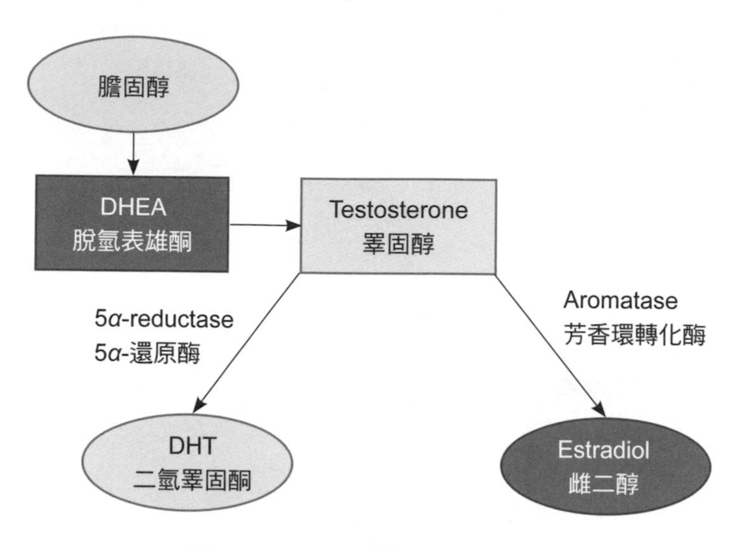

圖13-2　睪固醇來源及其代謝

用則會變成雌二醇（Estradiol, E2）（**圖13-2**）。有假說認為攝護腺肥大的原因是因為男性老化後，睪固酮下降，而雌激素上升所引起。也有學者認為攝護腺肥大跟二氫睪固酮的濃度有關。因為臨床上，給予病患5α-還原酶抑制劑，則攝護腺肥大的速率將會下降；也有觀察到高濃度的二氫睪固酮比較會引起攝護腺肥大。

三、攝護腺肥大的症狀

(一)攝護腺肥大產生臨床症狀的原因

來自於攝護腺肥大導致尿道受到壓迫而引起排尿阻力增加。初期負責排尿的膀胱的逼尿肌（Detrusor Muscle）張力會增加，但隨著尿道阻力逐漸上升，逼尿肌最後會失去張力而無法正常收縮，造成尿液無法排出，最後影響到輸尿管及腎臟的功能，造成水腎甚至腎臟衰竭。

(二)攝護腺肥大的主要臨床症狀

1.排尿力量變小且尿流變細（Small Caliber of Stream）。

2.排尿猶疑（Hesitancy），因迫尿肌無法產生足夠力量對抗尿道力。

3.排尿間斷（Intermittency），因迫尿肌無法維持對膀胱的壓力。

4.排尿後持續滴尿（Terminal Dripping）及未排空感覺。

5.夜尿頻繁（Frequent Nocturia）。

(三)攝護腺肥大產生的非泌尿道症狀

1.夜尿頻繁造成睡眠障礙。

2.排尿時產生上腹疼痛或腰痛。

3.排便困難。

(四)臨床症狀評估

依據美國泌尿科醫學會（AUA）設計的「攝護腺肥大症狀評估表」（**表13-1**），以個人過去一個月內膀胱排空、頻尿、間歇尿、尿急迫感、排尿無力、用力逼尿及夜尿症等七個面向，分數由低至高評等為輕微（0～7分）、中等（8～19）及嚴重（20～35）等三種程度。

(五)攝護腺肥大的併發症

因膀胱輸尿管逆流（Vesicoureteral Reflux）導致：

1.膀胱炎或腎盂腎炎。

2.膀胱結石。

3.輸尿管膨大（Hydroureter）及產生水腎（Hydronephrosis），最後造成腎衰竭（Renal Failure）或稱末期腎病（End Stage Renal Disease, ESRD），需要血液透析治療。

表13-1　國際前列腺徵狀評分表（International Prostate Symptom Score, IPSS）

項目	沒有	5次小便中少於1次	低於1/2	1/2	超過1/2	經常	評分
1.膀胱不能完全排盡尿液： 在過去一個月中，每當您小便完的時候，您感覺到膀胱裡的尿液並未完全排盡的次數是	0	1	2	3	4	5	
2.排尿的次數： 在過去一個月中，每當您小便的兩小時內，您又頻頻想小便的次數是	0	1	2	3	4	5	
3.間歇尿症狀： 在過去一個月中，當您在小便的時候，您發現小便斷斷續續的次數是	0	1	2	3	4	5	
4.尿急的症狀： 在過去一個月中，您覺得無法憋尿的次數是	0	1	2	3	4	5	
5.排尿無力的症狀： 在過去一個月中，您覺得排尿無力，尿流甚弱的次數是	0	1	2	3	4	5	
6.逼尿的症狀： 在過去一個月中，您覺得在開始排尿時，必須用力逼尿才能排出的次數是	0	1	2	3	4	5	
7.夜尿症： 在過去一個月中，由您開始上床直至早上睡醒時，您為了小便要起床的次數是	0	1	2	3	4	5次以上	

四、攝護腺肥大的診斷

攝護腺肥大除了透過醫師臨床問診之外，還可以透過下列檢查協助診斷：

(一)肛門指診（Digital Rectal Examination, DRE）

醫師用手指插進肛門，對攝護腺進行觸診，瞭解攝護腺大小及是否有惡性變化的可能。

(二)超音波檢查

1.經肛門超音波檢查（Transrectal Ultrasound, TRUS）：較侵入性的檢查，檢查過程較為不適，但可以較準確估算攝護腺的體積，若看見疑似惡性病灶時，還可以進行切片檢查。正常前列腺體積約為20立方公分。

2.經腹部超音波檢查（Transabdominal Ultrasound）：非侵入性影像檢查，較無不舒適感，但需脹尿才能獲得較清晰影像。另外可協助偵測排尿後膀胱餘尿（Post-Void Residual Urine），正常人的排尿後膀胱餘尿少於50毫升，若大於200毫升，則確定有排尿功能障礙。

(三)尿流速檢查（Urine Flow Study）

用儀器測量排尿速度。檢測時，排尿量至少約在150毫升以上才有判讀的意義。正常男性尿流速每秒為20～25毫升；有前列腺肥大患者，尿流速可能會降低到每秒10毫升以下。

(四)血液攝護腺特異抗原（Prostate-Specific Antigen, PSA）

攝護腺體積越大，攝護腺特異抗原的濃度在血液終究會升高，有時候攝護腺癌也可能有此現象。正常值小於4ng/ml。

(五)尿液分析

檢查是否有尿路感染跡象或出現血尿、尿液結晶、蛋白尿等疑似尿路結石、腎臟功能異常或腫瘤相關疾病。

(六)血液腎功能檢查

檢查尿素氮（Urea Nitrogen, UN或BUN）及肌酸酐（Creatinine,

CRE）評估是否出現腎功能受損現象。

五、攝護腺肥大的治療與預防

(一)藥物治療

1.甲型腎上腺素阻斷劑（Alpha Blockers）：抑制攝護腺和膀胱頸平滑肌收縮及減低膀胱出口阻力幫助排尿。一般使用約四十八小時後就可產生作用。此種藥物亦用在降血壓的治療，所以服用時要監測血壓，並且注意產生姿態性低血壓的副作用，有時候會出現頭暈甚至昏倒的現象，此種副作用俗稱初劑量效應（First Dose Effect）。儘量由小劑量開始使用，再逐漸加大劑量，比較可以減少此副作用發生。

2.5α-還原酶抑制劑（5α-Reductase）：阻斷睪固酮轉化為二氫睪固酮（DHT）使攝護腺體積逐漸縮小，改善臨床症狀及尿流速。使用約六個月後效果才會逐漸出現。少部分使用者會有性慾減低、勃起障礙及射精量減少。

(二)手術治療

當攝護腺肥大產生的併發症用藥物治療已無顯著效果時，就要考慮手術的治療，如經尿道攝護腺切除術、經尿道攝護腺切開術、經尿道攝護腺電燒汽化術或雷射手術治療。經尿道攝護腺切除術目前仍為治療良性攝護腺肥大最有效之方法，但有較高比例會導致逆行性射精、無法射精或性功能障礙，所以不建議施用於年輕病患或仍想保有授孕能力之病患。

(三)微侵入性手術

以高溫造成攝護腺組織的壞死，而達到和經尿道攝護腺切除手術類似的治療效果。較不適合作為第一線療法，一般用於手術高危險族群或無法長期服藥的患者身上。

六、攝護腺的營養保健

(一)飲食原則與建議

◆與攝護腺有關的營養因子

①維生素C

臨床上發現對於急性和慢性攝護腺炎，每天1克以上的維生素C（每日建議量僅60毫克）和抗生素是一樣有效的。發炎症狀消除後，每日攝取足夠的維生素C能避免攝護腺炎復發。

②鋅

臨床上發現患有攝護腺炎的男性，其血液中鋅的濃度只有正常男性的十分之一。臨床數據也顯示當男性鋅攝取不足時，攝護腺肥大的現象顯著增加。芝加哥醫學院Irving Bush醫生的研究已證實每天補充50～100毫克的鋅可預防攝護腺腫大和攝護腺癌的發生（但不宜攝取超過100毫克）。由於南瓜子（Pumpkin Seed）的鋅含量豐富，近年來被應用於攝護腺疾病的治療。另外，甲殼類海鮮（特別是牡蠣）也富含鋅。

③維生素D

細胞實驗和動物實驗發現，維生素D能顯著抑制癌細胞的生長，而流行病學研究也顯示，維生素D能降低癌症發生率。目前每日維生素D建議量的400 IU只能維持正常生理功能，並沒有抑制癌細胞生長的效果。雖然陽光是製造活維生素D所必需，但過度曝曬於陽光下反而容易誘發皮膚癌，所以建議還是額外補充維生素D，或是多攝取富含維生素D的食物，例如乳製品、蛋、鮭魚、鮪魚、維生素D強化穀物。

④維生素E

Crispen博士的研究發現，維生素E會抑制Activator Protein-1（AP-1，活化蛋白質）、Vascular Endothelial Growth Factor（VEGF，上皮細胞生

長因子）這兩個促進攝護腺癌細胞生長的蛋白質的基因表現。由於維生素E是很重要的脂溶性維生素，能藉由補捉自由基而減少攝護腺組織細胞的氧化傷害。

⑤熱量攝取

不管熱量來源為何，過度熱量攝取都會增加攝護腺癌罹患率。Mukherjee博士發現，限制熱量攝取（20%）可以減慢小鼠攝護腺癌細胞生長的速率。Huffman博士將癌細胞植入小鼠體內後對小鼠進行20～40%熱量攝取限制，發現攝護腺癌的發展和體內過多的熱量滯留（Retention）有重要相關性。

⑥脂肪酸

動物實驗和流行病學研究顯示，增加ω-3脂肪酸在飲食中的比例，能降低罹患攝護腺癌的機率。一個以148位牙買加人所做的實驗顯示，牙買加人的高癌症致死率與他們的飲食中富含ω-6脂肪酸有顯著關係。細胞實驗顯示ω-6脂肪酸會促進攝護腺癌細胞的生長。

⑦肉類

許多的流行病學研究顯示，肉類的攝取和攝護腺癌有很強的相關性，特別是高溫燒烤或油炸的紅肉和加工肉品（如香腸、培根、熱狗）。高溫燒烤或油炸肉類（如牛肉、豬肉、羊肉、雞肉、魚）、加工肉品時會產生具致癌性的雜環狀胺化合物（Heterocyclic Amines）和N-亞硝基胺（N-nitrosamine），而且產生量與烹調時間成正比。Cross博士所做的調查顯示，每天攝取10克以上的過度烹調肉類會增加攝護腺癌罹患率1.4倍，而Giovannucci博士所做的研究顯示，攝取高肉量的男人的攝護腺癌罹患率是攝取低肉量的男人的2.64倍。

⑧硒

硒是體內抗氧化酵素Glutathione Peroxidase（穀胱甘肽酶）的重要成分。除了抗氧化，細胞實驗和動物實驗顯示，硒會藉由調控細胞凋亡（Apoptosis）相關基因的表現來抑制癌細胞生長，血液中高濃度的

Selenomethionine（甲硫胺硒，是硒在體內的代謝產物）則會抑制攝護腺特異抗原（Prostate Specific Antigen, PSA）的表現量。美國Nutrition Prevention of Cancer（NPC，營養預防癌症）試驗的結果顯示，攝取硒補充劑的男人（每天200微克）罹患攝護腺癌的機率較未攝取硒補充劑的男人少了50%。

⑨大豆

大豆中富含的異黃酮能抑制癌化過程中癌細胞的增生，也會抑制癌細胞周圍的血管增生。歐美的流行病學研究顯示，提高西方飲食中的大豆攝取量能降低攝護腺癌罹患率，而動物實驗也顯示，添加異黃酮於飼料中能降低攝護腺癌細胞生長速率。

⑩多酚

多酚存在於蔬菜、水果、綠茶這些大家日常會攝取的飲食中，具有抗氧化、抗發炎、抗癌細胞增生、抗癌細胞血管增生、促進癌細胞凋亡的功能。綠茶中的兒茶素（Catechin）是多酚類，其中含量最高的是EGCG。Bettuzzi博士對三十位有攝護腺組織細胞病變的男人補充綠茶萃取物（每天600毫克），一年後發現只有一人惡化為攝護腺癌，但對照組中（30個攝護腺組織細胞病變的男人不補充綠茶萃取物）則有九人惡化為攝護腺癌。

⑪類胡蘿蔔素

類胡蘿蔔素包含了大家耳熟能詳的胡蘿蔔素（Carotene）、番茄紅素（Lycopene）、葉黃素（Lutein）、玉米黃素（Zeaxanthin），它們普遍存在於橘色、黃色、紅色的水果和深綠色的蔬菜。國外四個大型臨床試驗顯示，血液胡蘿蔔素濃度低的男人若能攝取胡蘿蔔素補充劑，罹患攝護腺癌的機率顯著下降。此外，一週若能攝取10份以上番茄產物（如番茄醬）所製的食物，能降低攝護腺癌罹患率達35%。

◆飲食建議

傳統日本飲食和地中海飲食被認為和長壽與降低攝護腺癌危險因子

有關。日本飲食富含綠茶、大豆、蔬菜、魚，而且熱量和脂肪含量低。地中海飲食則富含新鮮蔬菜水果、橄欖油、魚、大蒜、番茄、紅酒。

要維持攝護腺的健康，可將下列的建議應用於每日飲食中：

1.每天攝取綜合維生素和礦物質。
2.一週吃至少三次富含ω-3脂肪酸的海水魚，例如鮭魚、沙丁魚、鱒魚、鮪魚。
3.提高新鮮蔬菜水果的攝取，特別是顏色鮮艷的蔬果，因為它們富含具抗氧化、抗發炎、抗癌活性的植化素。
4.避免反式脂肪酸，因為它們會促進攝護腺癌細胞的生長。反式脂肪酸主要存在烘焙食品、油炸食物、乳瑪琳。
5.減少紅肉的攝取，因為紅肉中的脂肪會促進攝護腺癌細胞的生長。
6.避免吃醃漬食物。
7.富含番茄紅素的食物具有很好的抗攝護腺癌功能，包括了番茄醬和做Pizza的醬。
8.一週喝幾次富含兒茶素的綠茶。兒茶素是多酚的一種，有很好的抗氧化力。

◆營養補充品的使用原則與建議

欲保健攝護腺的男性可每天補充下列幾項已經實驗證實能延緩攝護腺細胞老化和預防攝護腺癌的營養素：

1.鋅：每天攝取30～50毫克補充劑。
2.維生素C：每天攝取1克補充劑。
3.硒：每天攝取200微克補充劑。
4.綠茶萃取物：每天攝取600毫克補充劑。

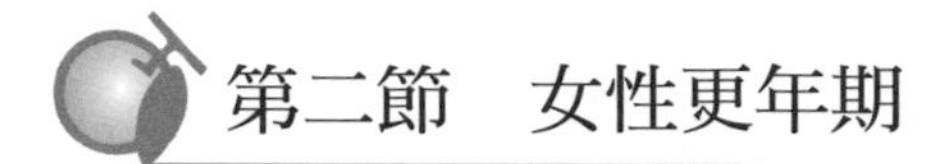

第二節　女性更年期

女性銀髮族於停經後會出現熱潮紅、失眠、情緒低落、乳房及生殖器官萎縮、代謝疾病增加與骨質疏鬆，對於生活品質、心理調適及慢性病的產生影響極大。本章節的學習重點在於認識女性更年期的相關症狀、診斷與治療方法，並且透過飲食的調整來改善症狀與維持良好的生活品質。

一、什麼是女性更年期

女性因為自然老化的因素或手術原因，切除兩側卵巢導致卵巢功能衰退或喪失以致於永久失去月經週期及生育力，稱之為女性更年期（Menopause），俗稱停經。但有些婦女的停經原因來自於手術切除子宮，而卵巢功能仍然正常，此特殊情況不能稱為女性更年期。

若因為使用抗癌化療藥品或抑制雌激素的藥品造成短期的卵巢失去功能，也會出現如同更年期一般的症狀。但在停藥後，卵巢有機會恢復功能，症狀也會消失。

在此要強調的是，因年齡因素所引起的女性更年期是一個自然現象，並非疾病，所以女性應該嘗試學習適應此生理現象來臨而非以疾病的眼光對待。但更年期開始後，有些婦女會出現一系列身體不適症狀，還是需要調整生活作息、飲食習慣、心理狀態甚至尋求專業醫療人員的協助，才能解決這些問題。

二、自然停經的原因

腦垂體的濾泡激素（Follicle-Stimulating Hormone, FSH）在女性月經前期會刺激卵巢濾泡的熟成。當女性更年期來臨時，卵巢就不再對濾泡激素產生反應，於是月經週期就消失，也不再製造雌激素。

雌激素影響女性身體很多功能，包括心血管、骨骼、關節、乳房、女性泌尿生殖器官、皮膚及腦部。所以雌激素濃度下降會產生很多不適症狀與生理變化。

女性自然停經多半發生在45～55歲之間。但距離真正停經前三至五年就可能出現因為雌激素下降所產生的症狀及骨質疏鬆的現象，稱之為更年期前期（Perimenopause）。

三、更年期的症狀

(一)停經症候群

更年期的所有不適症狀一般稱為停經症候群（Postmenopausal Syndrome），常見的症狀如下：

1.熱潮紅（Hot Flashes）：發生率約75%，平均持續二至三年。
2.失眠。
3.心悸。
4.夜間盜汗。

(二)其他症狀

其他常見症狀如下：

1.經期混亂（更年期初期症狀）。
2.性慾減少（卵巢無法製造睪固酮）。
3.焦慮、憂鬱、脾氣暴躁。
4.陰道乾燥導致性交疼痛。
5.陰道炎。
6.尿失禁。

7.頭痛。
8.關節疼痛。

(三)常見的生理變化

更年期常見的生理變化如下：

1.骨質疏鬆。
2.掉髮。
3.乳房萎縮。
4.低密度脂蛋白膽固醇（LDL-Cholesterol）增加。
5.體重增加。
6.大腸癌風險增加。

四、更年期的診斷

更年期的診斷主要依據下列條件：

1.經期混亂或停經十二個月以上。
2.典型更年期不適症狀。
3.血液檢查：
(1)雌二醇過低。
(2)濾泡激素（FSH）升高。
(3)黃體刺激素（LH）升高。

更年期相關檢查如下：

1.骨密度檢查，骨質缺乏及骨質疏鬆會在更年期以後發生，所以需要檢測骨密度。
2.年度乳房檢查，如乳房超音波及乳房攝影（Mammography）。
3.婦科檢查如內診、子宮頸抹片及婦科超音波。

4.心血管疾病危險因子篩檢，特別是血脂肪、血糖及血壓的監測。
5.定期篩檢大腸癌。
6.睡眠及心理諮詢。

五、更年期的症狀治療

更年期是女性必經的一個自然過程，所以並非疾病，身體無明顯不適者實際上並不需要任何治療。但建議下列事項：

1.減少使用可能造成熱潮紅的食物，如辛辣食物、咖啡因及酒精。
2.控制體重。
3.進行有氧運動及補充鈣質防止骨質疏鬆。
4.注意造成心血管疾病的飲食。
5.若有特殊困擾症狀無法解決，可嘗試就醫以藥物治療某些特殊症狀，如熱潮紅、失眠、情緒障礙或骨質疏鬆。

過去經常使用的荷爾蒙補充療法（HRT），雖然可以改善很多停經後的不適症狀與骨質疏鬆，但很多研究發現，長期合併使用雌激素與黃體素（Progesterone）會增加冠狀動脈心臟病、中風及乳癌的風險。單獨使用雌激素治療則在研究上會增加中風與子宮內膜癌的風險。

有些醫師嘗試使用生物同質性荷爾蒙（Bioidentical Hormones，藥物分子與人體自然產生的荷爾蒙相同）製劑治療更年期的症狀，但其安全性仍然未能確立。

六、更年期的營養

(一)飲食原則與建議

與更年期有關的營養因子如下：

◆植物性雌激素

食物中的植物性雌激素（Phytoestrogen）主要有異黃酮、黃酮（Flavones）、擬雌烷（Coumestans）、木酚素（Lignans）幾類。臨床試驗結果顯示，每天補充100毫克的大豆異黃酮可有效舒緩熱潮紅的不適，而每天補充120毫克的大豆異黃酮能和荷爾蒙療法（Hormone Therapy）一樣有效的舒緩熱潮紅和陰道乾燥。亞麻子中的異黃酮也有一樣的效果。另外有實驗發現，每天吃25克的烘烤大豆也可以舒緩更年期症狀。研究顯示，異黃酮還能提高更年期婦女的鈣質利用率，減少骨質疏鬆。

◆鎂

鎂是體內許多酵素的輔助因子，參與能量的代謝和蛋白質的合成。鎂也是放鬆血管平滑肌的主要因子，對維持心臟健康很重要。除此之外，鎂會促進鈣離子進入骨頭中，增加骨質密度，降低骨質疏鬆的機率。臨床實驗顯示，鎂攝取不足時會出現睡眠失常和情緒不穩的現象。

◆維生素B_6

維生素B_6是製造血清素（Serotonin）所必需。當血液中血清素濃度低時，會覺得心情低落和沮喪。補充維生素B_6可舒緩更年期的熱潮紅現象並改善情緒。

◆維生素E

臨床實驗顯示維生素E可以降低更年期時的熱潮紅和陰道乾燥。

◆鈣

血液鈣離子濃度是身體三大平衡之一。攝取足夠的鈣不但對骨質健康很重要，更是維持情緒穩定所不可或缺的。雌激素會協助將血液中的鈣存入骨中，一旦缺少雌激素，更年期婦女更需靠著攝取足夠的鈣來囤積骨本。美國衛生署建議沒有使用荷爾蒙補充劑的婦女每天攝取1,500毫克補充劑，使用荷爾蒙補充劑的婦女每天攝取1,000毫克補充劑。

◆ω-3脂肪酸

ω-3脂肪酸（例如EPA、DHA）的代謝產物具有保護心血管的功效，對更年期婦女很重要。

◆咖啡因、辛辣、酒精

含有咖啡因、辛辣、酒精的食物會讓熱潮紅現象更嚴重。

◆北美升麻

北美升麻（Black Cohosh）是一種灌木，19世紀即被印地安人應用在治療風濕發炎與各項婦科疾病。2005年一個以三百零五位更年期婦女所做的實驗顯示，每天攝取40毫克北美升麻萃取物十二週後，熱潮紅和盜汗的情況顯著改善。美國衛生署已認同北美升麻的功效，並進行更深入的試驗。但是因為北美升麻的某些內含物具有雌激素的活性，乳癌患者要小心使用。

◆鼠尾草

鼠尾草（Sage）能藉由減少汗的產出而舒緩更年期盜汗。

(二)飲食建議

1.減少每餐的食量並且細嚼慢嚥。

2.避免吃精製加工食物。

3.多吃蔬菜水果和全穀類。

4.攝取足夠的鈣。

5.喝足夠的水。

6.多吃富含ω-3脂肪酸的海產魚，如鮭魚、鮪魚、沙丁魚、鯡魚、鯖魚。

7.攝取富含植物性雌激素的食物，例如亞麻子（每100克含0.37克）、大豆（每100克含0.1克）、豆腐（每100克含0.02克）、豆漿（每100克含0.002克）。

8.避免或減少咖啡因的攝取。
9.早餐可以全穀類搭配豆漿和少量堅果。
10.早餐後攝取一份綜合維生素礦物質。
11.選擇低脂食物。
12.少吃醃漬和煙燻食物。
13.減少糖分攝取。
14.限制酒精攝取。

(三)營養補充品的使用原則與建議

進入更年期的婦女可藉由補充下列各種營養補充品來舒緩症狀。

1.大豆異黃酮：每天攝取100～120毫克補充劑。
2.檸檬酸鎂（Magnesium Citrate）：每天藉由檸檬酸鎂獲得300～450毫克的鎂。
3.鈣：沒有使用荷爾蒙補充劑的婦女每天攝取1,500毫克補充劑，使用荷爾蒙補充劑的婦女每天攝取1,000毫克補充劑，可預防骨質疏鬆並幫助睡眠。所有的鈣補充錠劑以碳化鈣（Calcium Carbonate）最容易吸收。
4.維生素E：先嘗試200 IU（150毫克），然後逐漸增加到800 IU（600毫克），直到熱潮紅現象舒緩。
5.維生素D_3：維生素D_3對鈣的吸收很重要。51～70歲婦女每天應攝取1,000 IU，70歲以上而且使用荷爾蒙補充劑的婦女則需攝取2,000 IU。

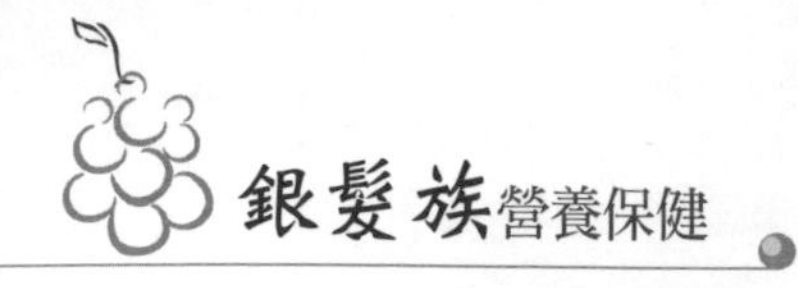

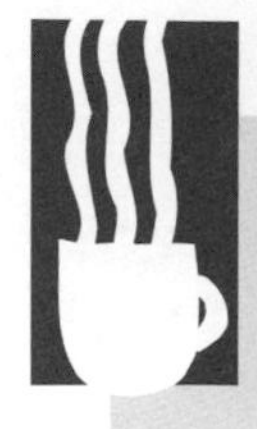

問題與討論

一、男性攝護腺肥大

1.哪些礦物質與攝護腺的健康特別相關？

2.哪些維生素與攝護腺的健康特別相關？

3.哪些飲食習慣會危害攝護腺的健康？

4.攝護腺肥大的主要臨床症狀為何？

二、女性更年期

1.哪些礦物質對更年期婦女特別重要？

2.哪些維生素對更年期婦女特別重要？

3.哪些飲食習慣對更年期婦女有益？

4.停經症候群的常見症狀為何？

5.使用荷爾蒙補充療法有哪些風險？

參考書目

台灣泌尿科醫學會、台灣尿失禁防治協會、國家衛生研究院（2008）。《台灣良性攝護腺（前列腺）肥大症臨床診療指引》。國家衛生研究院。

闕士傑（2008）。〈中老年男性排尿障礙—簡介攝護腺肥大症及其治療新知〉。《台大校友雙月刊》，第57期。

"Menopause", http://www.mayoclinic.com/health/menopause/DS00119

"Prostate Enlargement: Benign Prostatic Hyperplasia", http://kidney.niddk.nih.gov/kudiseases/pubs/prostateenlargement/

D. Heber, S. J. Freedland, L. W. Jones, and W. G. Nelson (2009). *Nutrition, Exercise, and Prostate Cancer.* Prostate Cancer Foundation.

Donald Ridgeway Smith, Emil A. Tanagho, Jack W. McAninch (1992). *Smith's General Urology.* Thirteenth Edition, Appleton & Lange.

DynaMed Editorial Team. Prostate. EBSCO DynaMed website. Available at: http://www.ebscohost.com/dynamed/what/php.

Institute for Optimal Nutrition. Prostate. Available at: httc://www.ion.ac.uk.

Stoppler & Shiel Jr., "Menopause", http://www.emedicinehealth.com/menopause/article_em.htm